HANDBUCH DER PHYTO-INHALATION

HANDBUCH DER PHYTO-INHALATION

SEELENATEM: HEILPFLANZEN VERDAMPFEN UND HEILUNG SPÜREN

MIRJAM MAIER

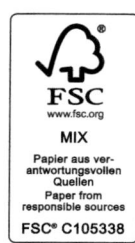

FSC
www.fsc.org
MIX
Papier aus ver-
antwortungsvollen
Quellen
Paper from
responsible sources
FSC® C105338

Das vorliegende Buch ist sorgfältig erarbeitet worden. Dennoch erfolgen alle Angaben ohne Gewähr. Weder Autorin noch Verlag übernehmen für eventuelle Schäden, die aus den im Buch gemachten Hinweisen und Methoden resultieren, Haftung. Auch für Links auf Webseiten Dritter übernehmen wir für deren Inhalt keine Haftung.

Bibliografische Information der Deutschen Nationalbibliothek:

Die Deutsche Nationalbibliothek verzeichnet diese Publikation in der Deutschen Nationalbibliografie; detaillierte bibliografische Daten sind im Internet über http://dnb.dnb.de abrufbar.

Erste Auflage 2025

Copyright: © 2025 Mirjam Maier

Illustrations Copyright: © 2025 Mirjam Maier

Verlag: BoD · Books on Demand GmbH, In de Tarpen 42, 22848 Norderstedt, bod@bod.de

Druck: Libri Plureos GmbH, Friedensallee 273, 22763 Hamburg

ISBN: 978-3-7693-5429-4

INHALT

TEIL VIER
DIE KLEINE HEILPFLANZENKUNDE

TEIL FÜNF
DIE HEILPFLANZENÜBERSICHT

TEIL SECHS
MISCHUNGEN SELBST HERSTELLEN

VORWORT

Mein Weg zu diesem Buch

Wir müssen das Leben leben, dass uns zugefallen ist,
und es so leben, dass es uns ganz zufällt.
- Irme Kartész –

Mit diesem Zitat möchte ich beginnen, denn ich habe nach dem Wissen über die Phyto-Inhalation nicht gesucht, es kam einfach auf mich zu. In einem Moment, in dem ich beruflich gerade neu Fuß gefasst hatte – in der Organisationsentwicklung. Um meine innere Balance zu halten, ging ich unter anderem in meinem Kleingarten einem Hobby nach: Heilpflanzen anbauen, mich daran erfreuen und sie schließlich zu etwas Nützlichem zu verarbeiten. Ich trocknete sie für Tee und für Räucherungen; machte Auszüge in Honig oder Alkohol; legte mir eine kleine Kräuter-Destille zu und fertigte jeweils ein Hydrolat der verschiedenen Heilkräuter an und bestellte mir schließlich eine kleine Holzpfeife, um sie darin zu rauchen. Dem Rauchen konnte ich nie etwas abgewinnen, aber an der Kräuterpfeife fand ich trotzdem Gefallen. Ein Wermutstropfen war dabei: Ich wusste, dass ich meiner Gesundheit damit eigentlich keinen Gefallen tat. Auch wenn es Kräuter in der Pfeife waren, so sorgte der Verbrennungsprozess dafür, dass ich Giftstoffe mit inhalierte, die mein Körper wieder abbauen musste und die ihm schadeten.

Schließlich hatte mein Schwager, der eine E-Zigarette rauchte, die Zündung in mir ausgelöst: „So etwas müsste es doch auch für Kräuter geben!?", hoffte ich; klappte mein Tablet auf und begann gleich mit der Recherche.

Ja, das gab es und in zigfacher Ausführung: „Vaporizer für Kräuter" nennt man sie. Also verbrachte ich einige Abende damit, herauszufinden, welches Gerät für mein Vorhaben das richtige sei. Natürlich wollte ich für dieses Experiment auch kein Vermögen ausgeben. Ich hatte schon die Hoffnung, dass manche meiner Kräuter darin schmecken würden und vielleicht sogar für einen Moment der Entspannung sorgen könnten, aber wollte dafür nicht zu viel Risiko eingehen, denn möglicherweise zeigte es ja überhaupt keine Wirkung. Und diese Wahrscheinlichkeit hielt ich für groß. Warum? Ja, ganz einfach: Weil kaum jemand darüber berichtete. Außer einem inzwischen alten Buch gab es keine nennenswerte Literatur. Wenn jemand darüber berichtete, dann spielten die Heilkräuter eher eine Alternative zu Drogen wie Cannabis (mit THC) oder Tabak – quasi als Gewohnheitsalternative, um von einem Suchtmittel wegzukommen. Heilkräuter zu verdampfen, erschien mir wie „Drogen für Weicheier." Dementsprechend waren meine Erwartungen nicht allzu groß.

Als ich dann meinen ersten Vaporizer in der Hand hielt, hatte ich bereits um die 50 verschiedene Heilkräuter getrocknet und Informationen dazu zusammengesammelt, welche Wirkweise man ihnen zuordnete. Meine erste Füllung sollte eine zur Entspannung sein. Ich fühlte mich zu jener Zeit innerlich häufig angespannt und wollte etwas finden, das mir half.

So verdampfte ich das Afrikanische Löwenohr, auch Wild Dagga genannt, bei 180 Grad. Insbesondere beim Ausatmen durch die Nase spürte ich, wie ich mit jedem Zug innerlich ruhiger wurde.

Mein zweites Problem, welches ich gerne behandeln wollte, war eine chronische Atemwegserkrankung. Seit meiner Kindheit hatte ich Heuschnupfen, und daraus sind nun ganzjährige Atemwegsleiden geworden. Mir lief eigentlich ständig die Nase, und die Lunge war auch verschleimt. Dazu suchte ich mir den Thymian aus und weil dieser auch bei 180 Grad verdampft werden konnte, packte ich beide Wirkstoffe zusammen in eine Kapsel. Auch, um Zeit bei der Inhalation zu sparen.

Das Erstaunliche war, dass die Kombination aus beidem die Wirkung des Löwenohrs verstärkte. Das begeisterte mich, und ich befragte das Internet, ob das Phänomen schon bekannt sei. In einem Cannabis-Shop fand ich einen Blogbeitrag, in dem jemand vorschlug, etwas Thymian mit Hanf zusammen zu verdampfen, das könnte die Wirkung des THC verstärken.

Warum beides so gut zusammenwirkt, das werde ich später noch näher erklären.

In den folgenden Wochen verdampfte ich mehrmals täglich Löwenohr mit Thymian und konnte beobachten, wie es mir zunehmend besser ging – sowohl körperlich als auch psychisch. Ich wurde entspannter und begann, mich selbst bewusster wahrzunehmen. Dabei fand ich heraus, welche Momente es waren, in denen mein Körper mit Anspannung reagierte. Diese Erkenntnisse halfen mir, mein Leben Schritt für Schritt zu verändern. Wie ich genau zu diesen Einsichten gelangte, werde ich dir noch erzählen.

Ich probierte viel aus, experimentierte mit verschiedenen Heilpflanzen, stellte Mischungen zusammen und erzählte Menschen in meinem Bekanntenkreis davon. „Wer von ihnen nicht schnell genug beim Zählen bis drei auf dem Baum war", trug am Ende eine meiner Mischungen bei sich.

Eine große Überraschung – und zugleich der entscheidende Durchbruch – war für mich, als mir ein Freund berichtete, dass er mit einer meiner Mischungen seinen Blutdruck senken konnte. Da die ihm verschriebenen Medikamente mehr Nebenwirkungen als Nutzen brachten, hatte er beschlossen, keine blutdrucksenkenden Mittel mehr einzunehmen und stattdessen mit erhöhtem Blutdruck zu leben. (Bitte betrachte dies nicht als Empfehlung zum Nachmachen!) Ich hatte ihm eine Mischung aus Nachtkerze, Löwenohr, Weißdorn und Herzgespann zusammengestellt, die er nun alle zwei Tage für fünf Minuten verdampfte. Seither war sein Blutdruck im grünen Bereich – ganz ohne Nebenwirkungen.

Natürlich war mir klar, dass dies nicht zwangsläufig bei jedem Menschen mit hohem Blutdruck in gleicher Weise funktionieren würde. Dennoch konnte ich kaum glauben, dass dieses Verfahren noch so unentdeckt war.

Hatte das wirklich noch niemand erforscht?

Oder gab es andere Gründe, warum es bisher kaum Beachtung fand?

Darauf fand ich keine Antwort.

Aber was mir klar wurde, war, dass ich diesen Schatz nicht für mich behalten konnte. Zunächst baute ich das Experiment in meinem Bekanntenkreis weiter aus. Ich lud Interessierte zu einem kleinen Info-Workshop ein, erklärte ihnen das Verfahren, stellte Mischungen zu ihren Beschwerden zusammen und gab ihnen Beobachtungsbögen mit nach Hause.

Die Erfahrungen waren sehr unterschiedlich. Da war zum Beispiel ein Ärzte-Ehepaar, das mir einige Zeit später die Tüten zurückgab mit den Worten: „Es tut mir leid, Mirjam, aber das ist nichts für uns. Wir glauben nicht, dass das was bringt." Es fiel mir nicht schwer, mir vorzustellen, dass Mediziner, die ihr Leben lang die Schulmedizin gelehrt und angewandt haben, sich auf solchen „Hokuspokus" nicht einlassen wollen. Am mangelnden Geld für einen Vaporizer lag es jedenfalls nicht.

Und ich fragte mich kurz, wie naiv ich eigentlich gewesen war, dieses Ärzte-Ehepaar überhaupt einzuladen. Nun ja, wenigstens kann ich jetzt davon berichten. Aber ich würde dieses Buch nicht schreiben, wenn dies meine einzigen Erfahrungen gewesen wären.

Die häufigsten Gründe, warum sich Menschen zunächst für das Verdampfen von Heilpflanzen interessierten, waren psychische Beschwerden: innere Unruhe, Einschlaf- und Durchschlafprobleme, Depressionen und Angstzustände. Aber auch Allergien, Bluthochdruck, Long COVID und chronische Erkrankungen waren häufige Themen. Dort, wo die Allgemeinmedizin ihnen keine zufriedenstellenden Lösungen bieten konnte, hofften sie hier einen alternativen Weg zu finden. Dabei fiel mir auf, dass gerade diejenigen, die ihre Herausforderung ernst nahmen und strategisch vorgingen, mit dem Verdampfen die besten Erfolge erzielten.

Mein Vater beispielsweise verdampfte meine Mischung zur Behandlung von chronischen Atemwegserkrankungen im letzten Sommer konsequent jeden Morgen. Er hatte keine Symptome des Heuschnupfens mehr. Ich hingegen nutzte die Methode nur hin und wieder, wenn es nicht mehr auszuhalten war. Dementsprechend war mein Fazit, das es mir etwas besser ging, der Heuschnupfen jedoch natürlich nicht verschwunden war.

Ähnlich erlebte ich es bei Menschen, die etwas suchten, um besser einschlafen zu können. Es erst im Akutfall zu nutzen, brachte meist keinen großen oder schnellen Erfolg. Heilung ist ein Prozess, auf den man sich einlassen muss und der nach regelmäßiger Anwendung verlangt.

Damit Heilung wirklich ganzheitlich geschehen kann, ist es zudem notwendig, sich für die Ursachen zu interessieren. Manchmal ist ein Symptom die Folge einer anderen, vorher bestehenden Krankheit. Diesen Werdegang zu entschlüsseln, ist essenziell, um die Wurzeln der Erkrankung zu erkennen und zu heilen. Denn der Körper reagiert erst dann mit Symptomen, wenn etwas aus dem Gleichgewicht geraten ist.

Schaut man nicht hinter die Kulissen des Symptoms, kann es sein, dass man ein Leben lang nur die Auswirkungen therapiert. Besonders schnell kann Heilung geschehen, wenn man Symptome sofort ernst nimmt und ihnen gleich Aufmerksamkeit schenkt. Genau dazu habe ich mit dem Vaporisieren sehr gute Erfahrungen gemacht.

Bei Alltagsbeschwerden wie Übelkeit, Blähungen, Heiserkeit oder Reizhusten greife ich einfach zu einer entsprechenden Mischung oder Einzelpflanze und nehme mir die Zeit, sie sofort zu kurieren. Oftmals führt schon die erste Anwendung zum Abklingen der Symptome – vor allem, wenn die Behandlung begonnen wird, bevor die Krankheit richtig ausbricht.

In meinen Forschungen fiel mir auf, dass körperliche und psychische Beschwerden häufig zu lange als selbstverständlich hingenommen werden. Unsere „Unwohl-fühl-Toleranz" ist recht groß geworden. Bevor man einen Schnupfen ernst nimmt, muss er sich meist so deutlich zeigen, dass man dafür ein neues Taschentuchpaket kauft. Und bevor man bereit ist, seinen gewohnten Arbeitsalltag zu unterbrechen, um für sich selbst zu sorgen, steht man oft kurz vor dem Zusammenbruch.

„Das geht schon wieder vorbei!" oder „Das darf man nicht so ernst nehmen." – das sind Sätze, die auch ich mir selbst gesagt habe, wenn mir die Hüfte schmerzte oder der Kopf dröhnte. Dabei wäre es so einfach, die Symptome gleich ernst zu nehmen, sich um sie zu kümmern und sie zu behandeln, bevor sie laut werden. Gerade Alltagsleiden sind oft Anzeichen einer kurzfristigen Überlastung im Leben. Gönnt man sich in solchen Momenten sofort eine kurze Pause zum Innehalten, ist man schnell wieder in der Balance. Zieht man jedoch durch, was man sich vorgenommen hat, obwohl es längst zu viel ist, liegt man womöglich eine Woche später komplett flach.

In diesem Buch möchte ich nicht nur die physischen Zusammenhänge von körperlichen Symptomen beleuchten. Dein Körper ist Ausdruck dessen, was du bist und erlebst – beides steht in engem Zusammenhang und spiegelt sich gegenseitig wider. Deshalb kannst du davon ausgehen, dass körperliche Beschwerden immer auch eine psychische Komponente haben. Es ist sinnvoll, beides im Heilungsprozess als Einheit zu betrachten und nicht voneinander zu trennen.

Das Vaporisieren kann dich wunderbar dabei unterstützen, ein Feingefühl für deine eigenen Grenzen zu entwickeln. Es hilft dir, diese anzunehmen und kurz innezuhalten. Wenn du deine Grenze rechtzeitig achtest, wirst du feststellen, dass oft schon eine kurze Pause ausreicht, um neue Kraft zu schöpfen. Da du für das Verdampfen keine verschreibungspflichtigen Rezepte benötigst und auch keinen Arzttermin vereinbaren musst, kannst du deine Kräuter genau in dem Moment in den Vaporizer füllen, wenn die ersten Symptome auftreten – zum Beispiel, wenn dir die Nase das erste Mal läuft.

Es ist verständlich, dass viele Menschen Medikamente, die Nebenwirkungen haben und den Körper belasten können, erst dann anwenden, wenn es wirklich nicht mehr anders geht. Doch bei der Anwendung von Heilpflanzen gibt es in der Regel keinen Grund, so lange zu warten.

Wenn du nur eine einzige Botschaft aus diesem Buch mitnimmst, dann lass es diese sein: **„Nimm dich gleich ernst!"** – Und zwar sofort, wenn das erste Symptom auftritt. Du sparst dir dadurch nicht nur Behandlungszeit, sondern vor allem auch unnötiges Leiden.

Es hilft am besten und schnellsten, wenn du das Feuer löschst, wenn es noch klein ist.

―――――

Im Frühjahr 2023 begann ich, meine Erfahrungen und mein Wissen über einen YouTube-Kanal zu teilen. Wöchentlich veröffentlichte ich in meiner freien Zeit Videos. Mein Ziel war es, mehr Menschen über die Wirkung der Phyto-Inhalation zu informieren und sie dazu zu inspirieren, mit ihren eigenen Erfahrungen zu einem Wissensspeicher beizutragen. In meinem ersten Video erklärte ich, dass ich den Kanal nur „just for fun" betreiben würde – ohne große Investitionen in Werbung und mit der technischen Professionalität, die mir zur Verfügung stand. Es dauerte nicht lange, bis Interessierte auf den Kanal aufmerksam wurden und zu regelmäßigen Followern wurden.

Später im Jahr wollte ich testen, wie es wäre, ein Video mit ein paar Euro zu bewerben, um mehr Menschen darauf aufmerksam zu machen. Doch das scheiterte meist daran, dass Google keine Werbung für Produkte zuließ, die im weitesten Sinne mit Vaporisieren zu tun hatten. Der Begriff „Vaporisieren" wird pauschal dem Drogenschutzgesetz zugeordnet, da auch Drogen wie Cannabis damit verdampft werden können. Daher nannte ich meinen Kanal bewusst „Heilpflanzen verdampfen" und nicht „Heilpflanzen vaporisieren".

Ich machte also weitgehend ohne Werbung weiter, produzierte hin und wieder Videos, in denen ich auf den Begriff „Vaporisieren" verzichtete, und hoffte, so mehr Reichweite zu erzielen. In meinen Videos erklärte ich nicht nur die Wirkweise der Pflanzen, sondern auch deren Anbau.

Doch viele meiner Zuschauer hatten keinen Garten, keinen Balkon oder einfach keinen grünen Daumen. Immer wieder wurde ich gefragt, wo man die Pflanzen beziehen könne. Zwar konnte ich teilweise empfehlen, auf hochwertigen BIO-Tee zurückzugreifen, doch viele interessante Pflanzen gab es nicht als Tee.

Ich überlegte, ob ich jemanden finden könnte, der einen Online-Shop für Heilpflanzen eröffnet, doch niemand schien dafür infrage zu kommen. Bei einem Gespräch mit meinem Vater, der gerade in den Ruhestand gegangen war, meinte er: „Ach Mirjam, bau das doch mal auf, und wenn du keine Lust mehr hast, mache ich das für dich weiter." Er wusste, dass ich eher ein Forscher- und Pioniertyp bin als jemand, der kontinuierlich Tütchen abpackt und versendet.

Sein Vorschlag überzeugte mich, es zu wagen. Ich fertigte von jeder der 50 Heilpflanzen, die ich hatte, ein paar Tütchen an und suchte mir ein Online-Shop-Portal, das den Großteil der Arbeit übernahm. Als studierte Betriebswirtin wusste ich, wie zeitaufwendig Buchungen sein können, wenn man alles händisch erledigen muss.

Am 11. November 2023 wollte ich offiziell starten und stellte zwei Tage vorher alles online, um die Funktionen zu testen. Zu meiner Überraschung hatte ich am Morgen des 10. Novembers bereits zwei Bestellungen im Postfach – ohne dass ich den Shop bekannt gemacht hatte. Das übertraf meine Erwartungen bei Weitem.

Der Shop lief von Anfang an gut, und mir wurde schnell klar, dass meine zwei vorbereiteten Kisten mit Heilkräutern nicht lange reichen würden. Also begann ich, größer zu denken, und richtete in der Wohnung eine kleine „PflanzenAboTheke" ein.

Recht bald war der Online-Shop ein knackiger Halbtags-Job. Neben dem Versand beantwortete ich Fragen, erstellte neue Videos und forschte weiter.

Ich nannte den Shop bewusst „AboTheke" und nicht „Apotheke", da der Begriff in Deutschland geschützt ist. Es gibt strenge Regelungen dazu, welche Kräuter als Heilpflanzen verkauft werden dürfen und welche Voraussetzungen dafür erfüllt sein müssen. Beim Thema Heilpflanzenvaporisieren hatte bisher niemand während der Gesetzgebung an dieses Verfahren gedacht, weshalb ich immer wieder Wege finden musste, die rechtlich unbedenklich waren.

Über meinen YouTube-Kanal erhielt ich zunehmend Fragen – von sehr speziellen bis zu solchen, die ich gefühlt schon hundertmal beantwortet hatte. Daher entschloss ich mich, ein Buch zu verfassen, das insbesondere jene Menschen anspricht, die ihren Körper verstehen und durch Phyto-Inhalation selbst heilen möchten.

Den letzten Anstoß gab mir erneut ein Gespräch mit meinem Vater. Er fragte mich, was er gegen seine Arthrose verdampfen könnte. Natürlich fielen mir sofort Pflanzen ein, die entzündungshemmende Wirkstoffe enthalten und zur Behandlung von Arthrose geeignet sind. Doch ich kenne seinen Speiseplan gut genug, um zu wissen, dass er gerne Dinge zu sich nimmt, die Entzündungen fördern.

Wie sollen Heilpflanzen Arthrose heilen können, wenn gleichzeitig Substanzen konsumiert werden, die die Entzündungen weiter anheizen? Diese Frage verdeutlichte mir, dass ein Buch über das Vaporisieren allein nicht ausreichen würde. Um wirklich heilen zu können, muss man den Körper verstehen und bereit sein, an der Wurzel des Problems zu arbeiten.

Ich gieße schließlich auch nicht Öl ins Feuer,
um mir anschließend eine Methode zu überlegen,

wie ich das Feuer klein halten oder gar löschen kann.

Dieses Gespräch machte mir deutlich, dass mehr als nur ein Buch, in dem die Wirkweise von Heilpflanzen beschrieben wird, notwendig ist. Wenn man sich wirklich heilen möchte, dann muss man den Körper verstehen: wie er funktioniert und was ihn beeinflusst.

Deshalb lege ich in diesem Buch viel Wert darauf, dir die Zusammenhänge bewusst zu machen und werde es entsprechend aufbauen. Natürlich kann ich nicht alle Fragen in der Tiefe beleuchten, doch mein Schwerpunkt liegt auf dem Vaporisieren und den Heilpflanzen – einem Bereich, zu dem es bislang kaum Literatur gibt.

Zur Entschlüsselung der Ursachen von Symptomen werde ich dir einige Impulse mitgeben, die dich dabei unterstützen können, diese herauszufinden. Darüber hinaus empfehle ich dir Standardwerke wie „Krankheit als Symbol" von Rüdiger Dahlke oder „Mein Körper – Barometer der Seele" von Jacques Martel, wenn du tiefer einsteigen möchtest. Meine Erfahrung zeigt jedoch, dass die Deutung von Symptomen oft nicht so einfach ist. Man kann sich leicht verirren, wenn man die Vorschläge dieser Autoren als absolute Wahrheit betrachtet. Sie dienen vielmehr als Orientierung. Wie du sie konkret für dich anwendest, dazu gebe ich dir in diesem Buch einige Anregungen.

Im Kapitel „Der Weg der Heilung" gehe ich auf diese Themen genauer ein. Dabei fließen auch meine beruflichen Erfahrungen als Coach mit ein, denn neben meinem Projekt des Verdampfens interessiere ich mich sehr für die Prozesse der Bewusstseinsveränderung. Durch die Entdeckung des Vaporisierens ist mir klar geworden, wie wichtig es ist, Körper, Psyche und Seele als Einheit zu betrachten und im Gleichgewicht zu halten.

Auf meinem YouTube-Kanal gibt es inzwischen zahlreiche Pflanzenporträts, in denen ich Anwendungsmöglichkeiten und den Anbau der jeweiligen Heilpflanze erkläre. Wenn du gerne gärtnerst und dein Pflanzenmaterial selbst anbauen möchtest, findest du dort ergänzendes Wissen.

Die wissenschaftlichen Informationen, die ich dir in diesem Buch und in meinen Videos zur Verfügung stelle, basieren auf nur wenigen Quellen. Besonders das Buch „Phyto-Inhalation – Heilkräuter und Vaporizer:

Einführung in sanfte Inhalation" von Frank Fuchs, erschienen im Verlag „Der Grüne Zweig 218", war für mich eine entscheidende Grundlage. Das Team um Frank Fuchs hat die Forschung zur Phyto-Inhalation maßgeblich vorangetrieben. Ihre Ergebnisse sind bahnbrechend und doch erst der Anfang, denn im Vergleich zur chemischen Medikamentenforschung gibt es kaum belastbare Studien.

Ich möchte, dass dieses Buch dich dazu einlädt, dich vorsichtig und Schritt für Schritt an die Selbstmedikation heranzutasten. Auch wenn bei der Phyto-Inhalation von Heilpflanzen Nebenwirkungen selten sind – was übrigens ein Grund ist, warum diese Methode mehr Aufmerksamkeit verdient – können Fehldosierungen unerwünschte Effekte hervorrufen. Es kann auch sein, dass dein Körper anders auf einen Wirkstoff reagiert, bis hin zu einer gegenteiligen Wirkung. So kann eine „munter machende" Pflanze beispielsweise müde machen.

Die Qualität des Pflanzenmaterials spielt ebenfalls eine große Rolle. Sie beeinflusst, wie die Pflanze ihre Wirkung entfaltet, und lässt sich nicht so präzise dosieren wie eine chemisch hergestellte Tablette.

Im Kapitel zur Dosierung gebe ich dir Empfehlungen, wie du bei der Selbstmedikation vorgehen solltest und wann ein Arzt oder Heilpraktiker einbezogen werden sollte.

Das Feld der Phyto-Inhalation ist noch sehr jung und weitgehend unerforscht – zumindest im Vergleich zu anderen Heilmethoden. Wäre ich darauf angewiesen, nur über bewiesene und belastbare Studien zu schreiben, dann würde dieses Buch wohl nie entstehen.

Die Pharmaindustrie und Allgemeinmedizin zeigen an diesem Thema wenig Interesse. Zum einen ist es nicht so profitabel, da Heilpflanzen überall wachsen, während Tabletten chemisch hergestellt werden und eine genaue Dosierung ermöglichen. Zum anderen hängt der Wirkstoffgehalt von Heilpflanzen von vielen Faktoren ab: Licht, Bodenbeschaffenheit, Erntezeit, Lagerung und mehr. Das erfordert eine gute Wahrnehmungsfähigkeit des Patienten, um die Dosierung individuell anzupassen.

In einigen Ländern, wie etwa Kuba, ist das Verfahren des Vaporisierens schon weiterverbreitet und erforscht. Dort setzen Mediziner verstärkt Naturheilverfahren ein und entwickeln diese weiter.

Mein Anliegen mit diesem Buch ist es, die Wirkung der Heilpflanzen durch das Vaporisieren bekannter zu machen und Menschen, die nach einem alternativen Heilungsweg suchen, ein neues Feld zu eröffnen.

Ich wünsche dir viel Freude beim Lesen, Erforschen und Verdampfen!

Mirjam

TEIL EINS
DAS VAPORISIEREN

EINS
DIE WIRKWEISE DER PHYTO-INHALATION

Was das Vaporisieren von Heilpflanzen so besonders und bedeutungsvoll macht, möchte ich dir in diesem Kapitel erklären. Zunächst einmal: Heilpflanzen enthalten Inhaltsstoffe, die sich im Körper als Wirkstoffe nützlich machen können. Diese Wirkstoffe werden auch als Medikamente oder – im weiteren Sinne – als Drogen bezeichnet, da sie im Körper bestimmte Prozesse in Gang setzen. Wie genau das funktioniert, erkläre ich dir an anderer Stelle.

Manche dieser Wirkstoffe sind wasserlöslich (lipophob). Diese können über die Verdauung gut aufgenommen werden, zum Beispiel in Form von Tee oder Präparaten. Andere hingegen, insbesondere die ätherischen Öle, sind fettlöslich (lipophil) und nicht in Wasser löslich. Sie gelangen über die Haut oder Schleimhäute in die Zellen, sei es durch äußeren Auftrag oder Inhalation (vgl. Werner & von Braunschweig, 2016, S. 25).

Beim Vaporisieren werden genau diese fettlöslichen, ätherischen Öle optimal gelöst. Sie gelangen über die Schleimhäute von Mund, Nase und Atemwegen direkt in den Blutkreislauf und von dort in die Zellen. Natürlich können diese Öle auch über die Schleimhäute des Magen-Darm-Trakts aufgenommen werden, zum Beispiel durch Nahrung. Doch dieser Weg ist deutlich langsamer, da die Wirkstoffe erst den Verdauungsprozess durchlaufen müssen – zusammen mit der restlichen Nahrung. Wenn die

Verdauung gestört ist, kann es sogar sein, dass nur ein Bruchteil der Wirkstoffe dort ankommt, wo sie gebraucht werden.

Beim Vaporisieren werden die Wirkstoffe hingegen gezielt auf die Temperatur erhitzt, bei der sie sich am besten lösen. Sie werden inhaliert und gelangen so direkt in die Atemwegsschleimhäute – völlig unabhängig davon, wie gut deine Verdauung funktioniert. Wie schnell die Wirkung einsetzt, kannst du selbst testen: Wenn du einmal einen Zug Pfefferminzöl inhalierst, wirst du merken, dass das ätherische Öl (Menthol) fast augenblicklich eine verstopfte Nase befreit. Es geht wirklich schnell.

Im weitesten Sinne ist das Vaporisieren auch eine Art Aromatherapie. Der entscheidende Unterschied liegt jedoch darin, dass beim Vaporisieren gezielt mit Temperatur gearbeitet wird, um bestimmte Wirkstoffe freizusetzen. In der klassischen Aromatherapie stehen hingegen Duftstoffe im Vordergrund, die im Raum verteilt und eingeatmet werden. Das ist weniger direktiv, und es wird in der Regel eine höhere Dosis ätherischer Öle benötigt.

Beim Vaporisieren nutzt man getrocknetes Pflanzenmaterial. Pures ätherisches Öl zu verdampfen, wäre zu hoch konzentriert und somit überdosiert. Ich habe das einmal aus Neugier ausprobiert: Einen Tropfen Eukalyptusöl auf getrocknete Eukalyptusblätter gegeben und diese im Vaporizer erhitzt. Das Ergebnis? Ich schaffte keinen einzigen Zug, weil die Reizung so stark war, dass ich sofort husten musste.

Auch wenn der Vaporizer die Heilpflanzen auf Temperaturen von über 200 Grad erhitzt, entsteht kein Verbrennungsprozess. Beim Rauchen hingegen werden Pflanzen verbrannt, was schädliche Nebenprodukte erzeugt. Pflanzen, die kein Harz und nur wenig ätherische Öle enthalten, verdampfen „rauchlos". Bei harzhaltigen Pflanzen wie Hanf (CBD) entsteht Rauch, obwohl nichts verbrannt wird. Dieser Rauch kann die Schleimhäute reizen – genauso wie es bei stark konzentrierten ätherischen Ölen der Fall sein kann. Solange man sich jedoch an die empfohlene Dosierung hält, treten kaum Nebenwirkungen auf.

Probleme können entstehen, wenn man überdosiert. Der Körper muss dann eine große Menge an Wirkstoffen abbauen, was ihn belasten kann. In manchen Fällen werden die Symptome, die man behandeln möchte, sogar verstärkt. Zudem können Wechselwirkungen zwischen Wirkstoffen auftreten. In diesem Buch weise ich auf mir bekannte Wechselwirkungen hin. Darüber hinaus empfehle ich dir, deinen Körper gut zu beobachten, wenn du eine neue Heilpflanze ausprobierst. Schau nicht nur, wie sie auf dein Anliegen wirkt, sondern auch, ob sich andere Veränderungen einstellen.

Es ist sinnvoll, mit einer Heilpflanze zu beginnen und die Reaktionen des Körpers abzuwarten, bevor man weitere hinzufügt. Testet man viele gleichzeitig, wird es schwer herauszufinden, welche eventuell unverträglich ist. Eine mögliche Nebenwirkung des Vaporisierens sind trockene Schleimhäute. Besonders, wenn viel heiße Luft inhaliert wird, können die Schleimhäute gereizt reagieren – insbesondere im Winter bei trockener Heizungsluft oder während einer Erkältung. Im Kapitel zur Auswahl des Vaporizers gebe ich dir Tipps, wie du solche Nebenwirkungen vermeiden kannst.

Nun weißt du, wie die Wirkstoffe über das Vaporisieren in deinen Körper gelangen.

Wenn du neugierig bist, was dann in deinem Körper passiert, lies unbedingt in Kapitel zum Weg der Heilung weiter. Als medizinischer Laie habe ich selbst viel gelernt, als ich die Zusammenhänge im Körper und dazu, wie die Zellen arbeiten, besser verstanden habe. Es hat mir geholfen zu erkennen, wie eng Körper und Psyche miteinander verbunden sind. Ich werde mein Bestes tun, dir das in einfachen Worten zu erklären – und Fachsprache wird mir dabei ohnehin nicht im Weg stehen.

ZWEI
DIE WIRKSAMKEITSSTUFEN

Als ich begann, Heilpflanzen zu verdampfen, interessierte mich vor allem, welche Veränderungen die Inhalation in mir auslösen würde: Was nehme ich wahr? Was verändert sich in meinem Fühlen? Fühle ich mich leichter, entspannter? Oder tritt sogar eine bewusstseinsverändernde Wirkung ein? Zu Beginn war ich darin noch nicht besonders feinfühlig und hatte auch in meinem Alltag oft Schwierigkeiten zu erkennen, was bestimmte Einflüsse in mir auslösten. Zum Beispiel fiel mir nicht auf, wenn ich so konzentriert an meinem Schreibtisch arbeitete, dass ich dabei vergaß zu atmen.

Durch das regelmäßige Vaporisieren übte ich mich im Wahrnehmen und konnte immer besser beobachten, was während des Inhalationsprozesses in mir passierte. Natürlich überzeugten mich besonders jene Heilpflanzen, die körperliche Symptome effektiv linderten. Wenn ich beispielsweise Heiserkeit hatte und Muskatellersalbei verdampfte, beeindruckte mich die schnelle Linderung.

Doch mein eigentliches Interesse galt den Möglichkeiten, auf psychischer Ebene Veränderungen zu erleben. Ich begann, gezielt nach Heilpflanzen zu suchen, die eine psychedelische Wirkung haben, und beschäftigte mich damit, was dabei im Körper geschieht.

Bewusstseinsverändernde Pflanzen zeichnen sich durch Wirkstoffe aus, die den Bewusstseinszustand eines Menschen verändern können. Dazu zählen

Veränderungen in Stimmung, Wahrnehmung von sich selbst und der Umwelt sowie eine Verschiebung der Denkprozesse. Für Menschen mit psychischen Symptomen wie Depression oder Angststörungen kann dies einen Heilungsweg eröffnen.

––––––

Die Wirkung solcher Pflanzen lässt sich in **drei Kategorien** einteilen:

Erstens gibt es **anregende und stimulierende Pflanzen** wie *Kaffee, Guarana, Mate oder Tee.*

Zweitens gibt es Pflanzen mit **dämpfender Wirkung**, die beruhigend, schlaffördernd, angstlösend oder betäubend wirken, wie *Passionsblume, Baldrian oder Hopfen.*

Drittens gibt es Pflanzen mit **berauschender Wirkung**, die Halluzinogene erzeugen. Diese können das Raum-Zeit-Empfinden und die emotionale Stimmung verändern (vgl. Prentner, 2005, S. 5).

Neugierig auf die Erfahrungen mit Pflanzen berauschender Wirkung wandte ich mich ans Internet und recherchierte, welche Pflanzen für das Vaporisieren geeignet sein könnten. Damiana, Löwenohr und Sibirisches Herzgespann wurden in Foren erwähnt. Die Meinungen über ihre Wirksamkeit gingen jedoch weit auseinander – manche beschrieben interessante Erfahrungen, andere empfanden sie als wirkungslos. Doch wie kommt es dazu? Die Dosierung bestimmt die Wirkweise. Oder auch: „Die Dosis macht das Gift".

––––––

Außerdem gibt es **drei Stufen der Wirkweise**, und jede hat ihre eigene Bedeutung.

1. Die medizinische Wirkung

Sie erfordert die geringste Dosis und regt in den Zellen einen natürlichen Heilungsprozess an, indem sie dort einen Ausgleich schafft, wo ein Mangel besteht. Heilpflanzen unterstützen den Körper, sich zu regenerieren, wenn er dazu allein nicht in der Lage ist. Sie helfen dabei, die Balance wiederherzustellen und das Wohlbefinden zurückzubringen – ohne das Bewusstsein zu verändern. Welche Dosis hierfür angemessen ist, variiert von Mensch zu Mensch (vgl. Prentner, 2005, S. 6). Die in diesem Buch beschriebenen Heilungsverfahren mit dem Vaporisieren bewegen sich überwiegend in diesem Spektrum.

2. Die aphrodisische Wirkung

Sie ist die zweite Stufe und erfordert eine mittlere Dosierung. Dabei wird der Geist aktiviert und die Wahrnehmungs- sowie Empfindsamkeitsfähigkeit erhöht. Im Vergleich zur medizinischen Anwendung wird die Dosis gesteigert, jedoch ohne dass der Konsument mit Visionen oder Halluzinationen überschüttet wird (vgl. Prentner, 2005, S. 6).

Diese Stufe ist auch durch Substanzen gekennzeichnet, die eine kurzfristige Wirkung haben. Koffein ist ein Beispiel dafür. Es wirkt schnell, verändert deine Energie für einen gewissen Zeitraum und lässt die Wirkung dann wieder nach. Ebenso kann Baldrian beim Vaporisieren Angstzustände lösen – zumindest während seiner Wirkungsdauer. Diese Zeit kann genutzt werden, um positive Erfahrungen zu sammeln, wie es ist, sich angstfrei zu bewegen und zu leben. Körper und Psyche speichern diese neuen Referenzen, sodass die übertriebenen Ängste nach und nach abgebaut werden. Der Mensch lernt, dass die Angst oft unbegründet ist, weil er durch angstfreies Verhalten positive Resultate erzielt hat.

Die aphrodisierende Wirkung, die in dieser Stufe auch vorkommt, ist jene, die am ehesten zu Abhängigkeit führen kann. Hierzu zählen Substanzen wie Koffein, die oft eine starke Gewöhnung hervorrufen. Nicht alle Substanzen dieser Stufe machen jedoch abhängig – Baldrian ist ein gutes Beispiel dafür.

Wenn du regelmäßig verdampfst, wird sich deine Wahrnehmungsfähigkeit für deinen Körper und deine Psyche deutlich schärfen – ein Effekt, der die aphrodisierende Wirkung unterstützt. Du wirst ein gesteigertes Bewusstsein entwickeln, dich zunehmend wohler fühlen und klarer wahrnehmen können. Meine ersten Beobachtungen dazu waren, dass sich meine Atmung durch das Vaporisieren spürbar verändert hat. Ich lernte, bewusster, tiefer und regelmäßiger zu atmen, was meine Lebensqualität erheblich steigerte.

. . .

3. Die schamanische Wirksamkeit

Sie ist die dritte Stufe und hoch dosiert. Dabei hebt das Bewusstsein in andere Sphären und Wirklichkeiten ab. Mit dem Vaporisieren kannst du diese Stufe unter Umständen ebenfalls erreichen – beispielsweise mit einer ordentlichen Portion Cannabis mit hohem THC-Gehalt oder vielleicht auch durch das Verdampfen von Fliegenpilz. Ich sage bewusst „vielleicht", denn bei mir wirkt THC nicht visionär, sondern schaltet lediglich die Kontrolle über mein Denken aus.

Dennoch habe ich Erfahrungen mit anderen Substanzen im Bereich der schamanischen Wirksamkeit gemacht und finde sie hervorragend geeignet, um beispielsweise Traumata zu bearbeiten. Allerdings sind die richtige Vorbereitung, Begleitung der Rahmen und die Nachbearbeitung entscheidend für den Heilungsprozess und das Ergebnis.

Wer sich jedoch unvorbereitet und ohne professionelle Begleitung mit einer schamanischen Dosis seinen Problemen, Ängsten oder Depressionen stellt, läuft Gefahr, diese Symptome noch weiter zu verstärken. Denn in der Regel wird das verstärkt, worauf der Fokus gerichtet ist. Deshalb empfehle ich dringend, diese Erfahrungen ausschließlich in einem geschützten und professionell begleiteten Rahmen zu machen, der eine fundierte Vor- und Nachbereitung beinhaltet.

Nebenwirkungen treten besonders häufig auf, wenn bereits andere Abhängigkeiten oder psychische Vorerkrankungen vorhanden sind. Diese können durch die Einnahme entweder ausgelöst oder verstärkt werden, sodass das Erlebte nicht angemessen verarbeitet werden kann. Psychosen und Flashbacks können nach Abklingen der Substanzen auftreten. Ebenso können Ängste, Verfolgungswahn und Panikattacken entstehen – insbesondere dann, wenn der Betroffene während der Einnahme bereits innere Ängste mit sich trägt. Diese können verstärkt und ausgelöst werden.

In Deutschland sind die meisten besonders wirksamen Substanzen (leider) grundsätzlich verboten, was es schwierig macht, therapeutische Angebote zu etablieren oder zu finden. Leider führt diese Situation dazu, dass viele Menschen aus Neugierde und ohne ausreichendes Wissen solche Substanzen ausprobieren – oft mit der Folge, dass sie noch tiefer in psychische Probleme geraten. Das ist bedauerlich, und ich hoffe, dass die Medizin eines Tages das immense Potenzial der schamanischen Dosis bewusstseins-verändernder Substanzen besser zu nutzen versteht.

Einige bewusstseinsverändernde Substanzen wie THC können auch zu Abhängigkeiten führen. Das sollte in diesem Zusammenhang nicht uner-wähnt bleiben.

Nicht alle bewusstseinsverändernden Substanzen machen abhängig. Manche haben so viele unangenehme Nebenwirkungen bei einer Anwen-dung in schamanischer Dosis, dass sie kaum zu einem regelmäßigen Konsum verleiten. Auch deshalb sollte eine solche Anwendung immer in therapeutischer Begleitung durchgeführt werden, um mögliche Risiken zu minimieren und den größtmöglichen Nutzen zu erzielen.

Persönlich interessiert mich dieses Thema sehr, denn ich bin überzeugt davon, dass darin ein großer Schatz effektiver Heilungswege verborgen liegt. Es ist ein Bereich, mit dem ich mich in der nächsten Zeit noch inten-siver beschäftige, in der Hoffnung, bald weitere Erkenntnisse und Erfah-rungen dazu veröffentlichen zu können.

―――

Abhängigkeiten

Sie entstehen durch Inhaltsstoffe, die das Belohnungssystem aktivieren, und äußern sich in einem zwanghaften Bedürfnis nach Erfüllung. Dabei wird zwischen psychischer und physischer Abhängigkeit unterschieden.

1. Psychische Abhängigkeit entsteht durch ein tiefes, emotionales Verlangen nach einer Substanz, die eine bestimmte Wirkung erzeugt. Sie kann auch auf einem erlernten Motiv basieren. Bei Nicht-Einnahme treten psychische Entzugserscheinungen auf.

2. Physische Abhängigkeit hingegen ist eine chronische Vergiftung des Körpers mit der Neigung, die Dosis kontinuierlich zu steigern. Bei Nicht-Einnahme können körperliche Entzugserscheinungen auftreten.

DIE AUSWAHL EINES HEILKRÄUTER-VAPORIZER

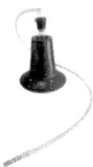

In diesem Kapitel möchte ich dir zeigen, worauf du bei der Wahl eines Vaporizers zum Verdampfen von Heilpflanzen achten solltest. Obwohl das Thema allgemein noch recht unbekannt ist, gibt es eine überraschend große Auswahl an Geräten.

Zuallererst solltest du darauf achten, dass der Vaporizer explizit für **(Heil-)Kräuter** geeignet ist. Es gibt auch Modelle, die speziell für Tabak oder die (medizinische) Anwendung von Cannabis/CBD-Blüten entwickelt wurden, doch diese sind nicht immer ideal für die Verwendung mit Heilpflanzen.

Ein wichtiges Kriterium ist der **Temperaturbereich** des Geräts. Dieser sollte zwischen 100 und mindestens 220 Grad – besser noch bis zu 235 Grad – liegen und stufenlos verstellbar sein, damit du die optimale Temperatur für jede Pflanze einstellen kannst.

Eine weitere Überlegung ist, ob du ein mobiles Handgerät oder einen stationären Desktop-Vaporizer bevorzugst.

Desktopgeräte sind kabelgebunden und daher nicht für unterwegs geeignet, bieten jedoch oft mehr Leistung und Komfort.

Mobile Vaporizer hingegen sind kompakt, akkubetrieben und ideal für den Einsatz unterwegs. Die Auswahl an mobilen Geräten ist deutlich größer, während es bei den Desktop-Vaporizern nur wenige Modelle gibt.

Die Verdampfungsqualität ist bei Tischgeräten in der Regel etwas besser. Eine Anschaffung lohnt sich jedoch nur, wenn du überwiegend zu Hause „am Tisch" inhalierst und das nötige Budget dafür mitbringst, da diese Geräte durchschnittlich teurer sind.

Ein großer Vorteil der Tischgeräte ist, dass du die Luft über einen Schlauch einatmest, der sie auf dem Weg herunterkühlt. Das schont die Atemwege und ist besonders angenehm, wenn du häufig verdampfst oder deine Schleimhäute empfindlich auf Reizungen oder Trockenheit reagieren. Zudem ist das Inhalieren mit einem Schlauch einfacher, insbesondere für ungeübte Anwender.

Viele Tischgeräte bieten außerdem die Möglichkeit, zwischen einer großen und einer kleinen **Kräuterkammer** zu wählen. Das ist praktisch, wenn du Heilpflanzen wie Weidenrinde (die Acetylsalicylsäure enthält und als Wirkstoff aus „Aspirin" bekannt ist) in größerer Menge verdampfen möchtest. Für die meisten anderen Heilkräuter reicht jedoch eine normale Kräuterkammer aus.

Dank des größeren Platzangebots für Technik bieten Tischgeräte oft erweiterte Funktionen. Einige Modelle lassen sich sogar über eine **App oder Fernbedienung** steuern und ermöglichen dir, mehrere Temperaturen in einer Abfolge einzustellen. Diese Funktion ist besonders nützlich, wenn du mit einem **Ballon** arbeitest – eine Möglichkeit, die bei den meisten Desktop-Vaporizern gegeben ist.

Dies ist besonders interessant, wenn du Heilpflanzen mit verschiedenen Wirkstoffen verwendest, die sich bei unterschiedlichen Temperaturen lösen – wie beispielsweise bei Cannabis. Eine einfache Methode besteht darin, die unterschiedlichen Temperaturen manuell nacheinander auszuwählen: Du erhitzt die Kammer, inhalierst ein paar Züge, stellst die nächste Temperatur ein und wiederholst den Vorgang.

Falls dein Gerät die Temperatur automatisch schrittweise erhöhen kann, musst du lediglich darauf achten, zum richtigen Zeitpunkt zu inhalieren. Nutzt du einen Ballon, kannst du den Dampf aus allen Temperaturbereichen sammeln und anschließend inhalieren. Dadurch erhältst du sowohl alle Wirkstoffe als auch sämtliche Geschmacksnuancen der Pflanze in einem besonderen Vaporisiererlebnis. Allerdings ist ein solcher Ventilballon eine Art „Einwegartikel", der aus hygienischen Gründen spätestens nach 14 Tagen ersetzt werden sollte.

Die Funktion, Luft automatisch auszublasen, ist zudem praktisch, wenn ein Patient Schwierigkeiten hat, diese selbst einzuziehen. Viele Tischgeräte verfügen außerdem über variable Aufsätze, die für Aromatherapie genutzt werden können. Diese Aufsätze ähneln kleinen Schalen, in die die Kräuter gelegt werden. Die aufsteigende Luft verteilt die Dämpfe dann im Raum.

Einige dieser Tischgeräte arbeiten mit dem **Konvektionsverfahren**. Dabei wird die Luft auf die gewünschte Temperatur erhitzt und durch die Kräuterkammer gezogen. Das Pflanzenmaterial wird nur dann erwärmt, wenn Luft hindurchströmt. Der Vorteil: Wirkstoffe lösen sich nur während des Inhalierens und bleiben ansonsten erhalten.

Das alternative Verfahren, das in Vaporizern genutzt wird, heißt **Konduktion**. Hier wird die gesamte Kräuterkammer samt Inhalt erhitzt. Die Wirkstoffe lösen sich auch dann, wenn du gerade nicht inhalierst. Vergisst du also, bei einem Konduktionsvaporizer nach dem Erhitzen zu inhalieren, musst du das Pflanzenmaterial austauschen.

Es lässt sich jedoch nicht pauschal sagen, dass Konvektion grundsätzlich besser ist als Konduktion. Der Geschmack variiert: Leichte, blumige Heilpflanzen profitieren geschmacklich von der Konvektion, während herbe, kräftig-schmeckende Pflanzen oder Samen oft bei der Konduktion besser zur Geltung kommen.

Einige Tischgeräte kombinieren sogar beide Verfahren, um die geschmacklichen Vorteile beider Methoden zu verbinden.

Es gibt nur wenige Handgeräte, die mit Konvektion arbeiten, da dieses Erhitzungsverfahren mehr Platz benötigt und technisch aufwendiger ist. Der Vorteil von Handgeräten liegt jedoch in ihrer Kompaktheit und einfachen Handhabung unterwegs. Einige Hersteller bieten für ihre Geräte Kapseln an, die in die Erhitzungskammer eingesetzt werden können. Diese Kapseln sind oben und unten mit kleinen Löchern versehen, sodass die Luft hindurchströmen kann. Das ermöglicht dir, zu Hause mehrere Portionen für den Tag oder die Reise vorzubereiten, ohne vor Ort mit losen Kräutern hantieren zu müssen. Beachte jedoch, dass die Kapseln Platz in der Kammer beanspruchen, wodurch weniger Pflanzenmaterial pro Anwendung verdampft werden kann. Zudem kann die Befüllung je nach

Hersteller etwas umständlich sein. Informiere dich dazu am besten in den Bewertungen anderer Nutzer.

Aufgrund des begrenzten Platzes bieten Taschenvaporizer oft keine ausreichende **Kühlung des Dampfes** während des Inhalierens. Einige Hersteller, wie beispielsweise Storz & Bickel, haben hierfür Lösungen entwickelt, die allerdings mit einem höheren Preis verbunden sind. Von Vapeble Wolke gibt es hingegen einen preisgünstigen Vaporizer, für den ein zusätzlicher Aufsatz mit Wasserkühlung erhältlich ist. Unterwegs ist das jedoch weniger praktisch, da es zusätzlichen Aufwand mit sich bringt.

Wenn keine Kühlung vorhanden ist, solltest du bei Temperaturen über 160 Grad vorsichtig sein und dich langsam herantasten. Ab 220 Grad und nach etwa 5 Minuten Erhitzungszeit wird der Dampf oft sehr heiß – insbesondere, wenn das Gerät und die Mundstücke aus Metall oder Glas bestehen. Zwar leitet Plastik die Wärme schlechter weiter, dennoch ist davon abzuraten, da erhitztes Plastik potenziell schädliche Gase freisetzen kann. Daher ist es wichtig, darauf zu achten, dass die Kräuterkammer deines Vaporizers aus Edelstahl, Aluminium, Keramik oder Glas besteht und kein umliegendes Plastik heiß wird.

Viele Handvaporizer bestehen komplett aus Metall, was unvermeidlich dazu führt, dass sie sich während des Verdampfens aufheizen. Bei Temperaturen um 220 Grad können sie sogar sehr heiß werden.

Ein weiteres wichtiges Kriterium ist die **Batterie**. Einige Handgeräte haben fest verbaute, aufladbare Batterien. Sollte diese kaputtgehen, ist das gesamte Gerät unbrauchbar. Bei anderen Geräten lässt sich die Batterie austauschen, was den Vorteil bietet, dass du unterwegs Ersatzbatterien mitführen und wechseln kannst. Die Batterieleistung ist ebenfalls entscheidend – insbesondere, wie viele Anwendungen du mit einer einzigen Ladung durchführen kannst.

Jede Anwendung solltest du mit etwa 5 Minuten kalkulieren. Ein guter Wert für die Batterieleistung eines Vaporizers liegt bei mindestens sieben Anwendungen pro Ladung, wobei dies auch von der eingestellten Temperatur abhängt. Ein Gerät, das nur drei bis vier Anwendungen schafft, würde ich persönlich nicht empfehlen.

Manche Vaporizer lassen sich während des Erhitzungsprozesses aufladen, was praktisch ist, wenn die Batterie schwächelt. Andere Geräte bieten diese Funktion nicht, was unterwegs unpraktisch sein kann.

Wenn du häufig Pflanzenmaterial mit einem hohen Harzanteil wie Hanfblüten, Rosmarin oder Zistrose verdampfen möchtest, solltest du darauf achten, dass das Mundstück nicht zu filigran gestaltet ist, also keine winzigen Löcher aufweist. Harze können schnell verkleben, daher sollten Vaporizer, die für solche Materialien verwendet werden, leicht zerlegbar und gut zu reinigen sein. Ich nutze beispielsweise für CBD-Blüten einen separaten Vaporizer mit einem Glas-Mundstück, das die Füllkammer direkt integriert. Diese Kammer ist etwas klein, und die Öffnungen im Übergang zum Mundstück sind recht groß, was für meine Zwecke gut funktioniert. Allerdings verklebt dieses Modell regelmäßig, weshalb ich das Mundstück gelegentlich in heißem Wasser mit Spülmittel auskoche.

Für Heilpflanzen mit wenig Harzanteil sind Vaporizer deutlich pflegeleichter. Da es hier kaum zu Verklebungen kommt, beschränkt sich die Reinigung meist auf das Mundstück, das ich mit alkoholisieren Reinigungstüchern desinfiziere. Meine persönliche Erfahrung ist übrigens, dass Kräuter aus Vaporizern, die schon länger in Gebrauch sind, oft besser schmecken als aus ganz neuen, steril gereinigten Geräten.

Die **Reinigung** variiert je nach Gerät. Die Bedienungsanleitung des Herstellers gibt meist hilfreiche Hinweise, und oft liegen dem Vaporizer kleine Reinigungswerkzeuge bei, wie eine Rundbürste für die Kammer und eine Pinzette zum Entleeren.

Ich entleere die Dosierkammer meist erst kurz vor dem nächsten Gebrauch, da das Gerät nach der Anwendung oft noch heiß ist. Für gebrauchte Pflanzenreste habe ich eine eigene Dose in meinem Zubehör, was sehr bequem ist. Natürlich kannst du sie auch direkt entsorgen – aber das erfordert, jedes Mal zum Mülleimer zu laufen. ;-

VIER
DAS INHALIEREN

Für Menschen, die nie geraucht haben, mag die erste Nutzung eines Vaporizers ungewohnt sein. Solltest du jedoch Raucher sein, wirst du schnell feststellen, dass Vaporisieren eine ganz andere Erfahrung bietet. Als Raucher ist man es gewohnt, genüsslich einen tiefen Zug zu nehmen, ihn im Körper zu behalten und langsam wieder auszuatmen. Dieser Automatismus ist dem Vaporisieren sehr ähnlich – mit dem Unterschied, dass man auch „auf Nase" anstatt „auf Lunge" ziehen kann. Entscheidend dabei ist, dass das Inhalierte die Schleimhäute erreicht, um von dort ins Blut zu gelangen.

Gerade bei Heilpflanzen, die auf das Wohlbefinden und die Psyche wirken – beispielsweise zur Entspannung bei Einschlafproblemen oder Depressionen – empfinde ich es als besonders effektiv, den Dampf in den Kopf zu ziehen und zumindest teilweise durch die Nase auszuatmen. Probiere es einmal aus und spüre den Unterschied selbst!

Falls du noch nie geraucht oder auf ähnliche Weise inhaliert hast, musst du dich vielleicht langsam an das Gefühl herantasten. Mir ging es anfangs ähnlich. Es kann passieren, dass du husten musst oder das tiefe, langsame Ein- und Ausatmen sich zunächst ungewohnt oder sogar unangenehm anfühlt. In diesem Fall solltest du kürzere und flachere Züge nehmen, die sich natürlicher anfühlen. Mit der Zeit wirst du dich daran gewöhnen, und deine Atmung wird sich automatisch verbessern.

Bevor ich mit dem Vaporisieren begann, nutzte ich eine Apple Watch – hauptsächlich, um Nachrichten zu empfangen, zu telefonieren und an Termine erinnert zu werden. Die Uhr forderte mich jedoch regelmäßig auf: „Bitte atmen!" Offenbar atmete ich oft zu flach. Seitdem ich regelmäßig verdampfe, erhalte ich diese Hinweise nicht mehr und merke, dass meine Atmung tiefer und bewusster geworden ist. Das Verdampfen von Heilpflanzen kann also auch auf diese Weise unterstützen.

Ein Vaporisiervorgang dauert in der Regel etwa fünf Minuten regelmäßiges Inhalieren. Hast du ein Handgerät mit einer kleinen Dosierkammer, dürften die Wirkstoffe des Pflanzenmaterials nach dieser Zeit weitgehend aufgebraucht sein. Die Dauer variiert jedoch je nach Gerät, Erhitzungsverfahren, Größe der Kammer und Beschaffenheit des Pflanzenmaterials.

Mit meiner Lieblingsmischung aus Löwenohr und Thymian konnte ich in meinem ersten Vaporizer, dem „Vapeble Wolke", bis zu zehn Minuten verdampfen. Nutze ich die große Dosierkammer eines Tischgeräts, reicht das Pflanzenmaterial natürlich deutlich länger.

Als Faustregel gilt: Wenn intensiv riechende Heilpflanzen wie Lavendel, Pfefferminze, Baldrian oder Damiana keinen Geschmack oder Geruch mehr abgeben, sind die Wirkstoffe meist vollständig gelöst. Allerdings hängt dies auch von deinem Geruchssinn ab. Wenn dieser – beispielsweise durch Rauchen – beeinträchtigt ist, kannst du die verbleibende Wirkung möglicherweise nicht zuverlässig einschätzen.

In der Theorie kannst du den Verdampfprozess auch unterbrechen, das Gerät ausschalten und später wieder fortsetzen. Bei Vaporizern mit Konduktion ist das jedoch weniger empfehlenswert, da die Wirkstoffe bereits gelöst werden, sobald das Pflanzenmaterial erhitzt wird – unabhängig davon, ob du sie tatsächlich inhalierst oder nicht.

Die Dosierkammer befüllst du am besten locker, aber vollständig. Stopfst du sie zu voll, kann die Luft nicht ausreichend durchströmen, und die Wirkstoffe lösen sich nicht optimal.

Grundsätzlich ist es empfehlenswert, das Pflanzenmaterial recht gut zu zerkleinern. Je feiner es ist, desto mehr Oberfläche entsteht, aus der die Wirkstoffe gelöst werden können. Eine „gekerbelte" Konsistenz, wie man sie von Gewürzen kennt, eignet sich in der Regel am besten.

Bei Vaporizern mit grobmaschigen Siebeinsätzen darf das Material allerdings nicht zu fein sein, da du sonst kleine Partikel beim Inhalieren einatmest. Ist das Pflanzenmaterial pulvrig, was leicht beim Zerkleinern als Nebenprodukt entstehen kann, kann der Staub die Atemwege reizen und Husten auslösen.

Solltest du viel feines oder staubiges Material haben, gib es durch ein feines Sieb. Alles, was zu fein ist, fällt durch und kann aussortiert werden, bevor du es in den Vaporizer füllst.

Zur Zerkleinerung von Blättern und Blüten kannst du einen Grinder verwenden oder sie einfach mit den Händen auseinanderreißen. Wenn ich größere Mengen Kräuter zerkleinere, nutze ich gerne eine Schere. Achte bei allen Werkzeugen darauf, dass du sie regelmäßig reinigst, um eine hygienische Verarbeitung sicherzustellen.

Samen und harte Wurzeln lassen sich hervorragend mit einem Mörser bearbeiten. Durch das Zerquetschen werden die Wirkstoffe leichter freigesetzt. Rinde kannst du entweder mit einer Schere zerkleinern, sie zerschneiden oder einfach zerreißen.

FÜNF
DIE RICHTIGE DOSSIERUNG

Wie oft man verdampfen sollte, ist eine der häufigsten Fragen, die mir in Einführungsworkshops zur Phyto-Inhalation gestellt wird. Eine allgemeingültige Antwort gibt es darauf jedoch nicht.

Grundsätzlich kann zu häufiges Verdampfen die Atemwege austrocknen, insbesondere wenn diese durch chronische Erkrankungen oder warme Heizungsluft bereits gereizt sind. In solchen Fällen ist es wichtig, die Schleimhäute nicht zusätzlich zu belasten. Auch wenn die Wirkstoffe durch das Inhalieren schnell aufgenommen werden, brauchen die Atemwege ausreichend Feuchtigkeit, um sich zu regenerieren.

Bei Erkältungskrankheiten oder Reizungen der Schleimhäute empfehle ich daher maximal zwei Anwendungen pro Tag. Zusätzlich solltest du viel trinken und gegebenenfalls Inhalationen mit Wasserdampf oder Sole machen.

Das Trinken ist beim Verdampfen besonders wichtig, da die Wirkstoffe zwar hoch konzentriert und schnell ins Blut gelangen, aber ohne Flüssigkeit aufgenommen werden. Damit sie sich gut im Körper verteilen und entzündliche Prozesse besser ausgeleitet werden können, ist es unerlässlich, ausreichend Wasser zu sich zu nehmen. Das mag selbstverständlich klingen, doch aus eigener Erfahrung weiß ich, dass genau das leicht vergessen wird.

Während Tee oder Tabletten uns automatisch ans Trinken erinnern, fehlt dieser Impuls beim Vaporisieren. Vielleicht sollte „Viel trinken!" als Erinnerung auf jedem Vaporizer stehen.

Für chronische Beschwerden oder Kuren reicht oft eine Anwendung pro Tag oder alle zwei Tage aus. Du kannst mit täglichen Anwendungen beginnen und später reduzieren oder zunächst alle zwei Tage verdampfen und bei Bedarf die Häufigkeit erhöhen.

Zur Regulierung des Blutdrucks beispielsweise empfiehlt sich ein Rhythmus von zwei Tagen.

Bei Heuschnupfen, insbesondere in der Pollenzeit, kann eine tägliche Anwendung sinnvoll sein.

Für eine Raucher- oder Alkoholentwöhnung könnte es hilfreich sein, zweimal am Tag zu verdampfen, um das Ritual zu ersetzen. Möchtest du deine Schlafqualität verbessern, eignet sich eine Gute-Nacht-Mischung etwa 30 Minuten vor dem Schlafengehen.

Einige Heilpflanzen verlieren bei regelmäßiger Anwendung an Wirksamkeit. So wirkt die Pflanze „Sinicuichi" ähnlich wie eine Schlaftablette, aber bei täglicher Anwendung lässt der Effekt häufig nach wenigen Tagen nach. Sollte dir das auffallen, pausiere die Anwendung und nutze sie danach nur punktuell. Für die Zwischenzeit kannst du auf andere Heilpflanzen ausweichen, die eine ähnliche Wirkung haben.

In akuten Fällen kannst du die Häufigkeit der Anwendungen erhöhen, solltest jedoch vorsichtig bleiben. Die Wirkstoffe der Heilpflanzen wirken wie Medikamente, und eine Überdosierung kann den Körper belasten. Wenn du zum Beispiel unter Übelkeit leidest, könntest du mehrfach am Tag eine Mischung aus Nelke, Kamille, Fenchel und Anis verdampfen. Aber gerade bei Atemwegserkrankungen empfehle ich, nicht mehr als zwei Portionen pro Tag zu verwenden, um die Schleimhäute nicht zu überreizen.

Falls du häufig am Tag unterschiedliche Heilpflanzen verdampfen möchtest, achte gut auf die Signale deines Körpers. Zu trockene Schleimhäute sind ein klares Anzeichen, dass du die Häufigkeit reduzieren solltest. Sind die Schleimhäute gereizt, können sie leichter auf Bakterien und Infektionen reagieren, was wiederum zu neuen Beschwerden führen kann. Wenn du mehrere Symptome behandeln möchtest, ist es sinnvoll,

Mischungen herzustellen, die unterschiedliche Wirkstoffe kombinieren. So kannst du mehrere Anliegen gleichzeitig angehen, ohne zu oft hintereinander zu vaporisieren.

Dabei solltest du jedoch darauf achten, keine Heilpflanzen zu mischen, deren Wirkungen sich widersprechen. Zum Beispiel passen anregende und beruhigende Pflanzen nicht zusammen und könnten Unruhe oder andere unerwünschte Effekte hervorrufen. Bist du unsicher, was harmoniert, verdampfe die Pflanzen im Zweifelsfall separat mit etwas zeitlichem Abstand.

Wenn dein Körper auf neue Heilpflanzen mit ungewohnten Symptomen reagiert, die du nicht einordnen kannst, empfehle ich dir, einen Arzt oder Heilpraktiker zu konsultieren. Besonders bei der Einnahme von Medikamenten ist es wichtig, über mögliche Wechselwirkungen Bescheid zu wissen.

Heilpflanzen sind natürliche Medikamente und können entweder verstärkend, entgegenwirkend oder wechselwirkend auf verschriebene Arzneien reagieren.

Mein Ziel mit diesem Buch ist es, dich zu ermutigen und zu befähigen, deinen eigenen Heilungsweg zu gehen. Letztlich bist du der einzige Mensch, der sich selbst am besten spüren und wahrnehmen kann. Diese Verantwortung solltest du ernst nehmen, denn sie liegt bei niemand anderem. Trotzdem können gute Mediziner oder Heilpraktiker wertvolle Impulse und Unterstützung bieten, die dir neue Perspektiven eröffnen.

RECHTLICH WISSENSWERTES

Ich habe bereits an einigen Stellen in diesem Buch angedeutet, dass das Vaporisieren von Heilpflanzen rechtlich betrachtet aktuell wenig Unterstützung erhält. Durch die breite Diskussion rund um den Cannabiskonsum (THC), der ebenfalls durch Vaporizer konsumiert werden kann, wird das Thema oft pauschal mit Drogenkonsum assoziiert. Dabei gilt grundsätzlich: Jede Substanz, die körperliche und psychische Funktionen beeinflusst, kann als Droge angesehen werden, ebenso wie Medikamente. Beide können heilsam wirken, aber auch missbraucht oder falsch angewendet werden.

In Deutschland und der EU steht der Schutz des Verbrauchers an erster Stelle, jedoch werden Entscheidungen oft nicht umfassend beleuchtet. Stattdessen entstehen Gesetze, die entweder dem Schutz oder anderen Interessen dienen, ohne alle Perspektiven einzubeziehen. Der Verkauf von Heilpflanzen unterliegt hier strengen Vorschriften. Nur Pflanzen, die nachweislich seit mindestens 30 Jahren – davon 15 Jahre innerhalb der EU – verwendet werden, können als pflanzliche Arzneimittel zugelassen werden. Es gelten zudem strenge Regeln, wer diese Pflanzen anbauen, ernten und verkaufen darf.

Viele Pflanzen, die für das Vaporisieren geeignet sind, fallen nicht unter diese Definition und dürfen deshalb nicht als Heilpflanzen deklariert werden. Zudem sind sie oft nicht mit einer EU-Zertifizierung erhältlich.

Ein Beispiel ist der Blaue Lotus, den ich aus Sri Lanka beziehe. Diese Pflanze ist kostbar und wird in der Naturheilkunde geschätzt, doch ein Markt, der die Kosten eines Zertifizierungsverfahrens rechtfertigen würde, existiert nicht. Da der Blaue Lotus auch keine 30-jährige Tradition in der EU vorweisen kann, bleibt er von solchen Regelungen ausgeschlossen.

Ich verkaufe ihn deshalb als getrocknete Pflanze und darf in meinem Online-Shop keine Angaben zu seiner Wirkweise machen, da dies gesetzlich verboten ist. Auch das Bewerben des Vaporisierens selbst wird eingeschränkt. Begriffe wie „Vaporizer" stoßen bei Plattformen wie Google auf Skepsis, wodurch es schwierig wird, Produkte, Texte oder Videos in diesem Bereich zu bewerben. Ebenso verweigert PayPal die Zusammenarbeit mit Anbietern, die Vaporizer verkaufen, um solche Aktivitäten nicht zu unterstützen.

Diese Einschränkungen habe ich auch in meinem eigenen Online-Shop erfahren. Ursprünglich hatte ich dort eine „Heilpflanzenübersicht fürs Vaporisieren" als Produkt gelistet. Allein der Titel führte dazu, dass PayPal meine Zahlungen einbehielt und überprüfte, was genau ich verkaufte. Nach dieser Erfahrung änderte ich den Produktnamen, doch etwa jede zehnte Zahlung wird weiterhin einbehalten und erst nach ein bis zwei Tagen freigegeben.

Um solche Schwierigkeiten zu vermeiden, habe ich entschieden, weder Vaporizer noch Hanf-Produkte in mein Sortiment aufzunehmen. Über CBD spreche ich in Workshops und in diesem Buch meide das Thema jedoch auf meinen öffentlichen Internetseiten. Es gibt zahlreiche andere Anbieter und Autoren, die sich darauf spezialisiert haben, und ich sehe es nicht als meine primäre Aufgabe, dieses Thema weiter auszubauen.

Anbieter, die sich auf Vaporizer fokussieren, nehmen die Einschränkungen durch Plattformen wie PayPal in Kauf – für mich ist das jedoch keine Option, da es den gesamten Betrieb meines Shops beeinträchtigen würde.

Trotz dieser Herausforderungen genieße ich es, in Deutschland zu leben, wo man problemlos einen Vaporizer mit sich führen und sogar auf offener Straße verwenden kann. Das ist weltweit nicht selbstverständlich. Als ich vor einigen Jahren nach Asien reiste, hatte ich einen Vaporizer und Heilpflanzen wie das Afrikanische Löwenohr bereits in meinem Koffer. Zunächst dachte ich mir nichts dabei und recherchierte dann aber noch mal, ob das Mitführen eines Vaporizers überhaupt erlaubt sei. Meine Recherchen ergaben, dass ich ein Bußgeld von 10.000 Singapur-Dollar (etwa 7.000 Euro) und bis zu sechs Monate Gefängnis riskiert hätte. Das allein wegen Löwenohr!

Diese Erfahrung veranlasste mich, noch weiter zu recherchieren, und ich stellte fest, dass sowohl Vaporizer als auch viele pflanzliche Substanzen in einigen Ländern streng verboten sind. Ich empfehle dir daher dringend, dich vor einer Reise genau zu informieren, was im Zielland erlaubt und was verboten ist. Das gilt auch für Zwischenstopps, denn die lokalen Gesetze können schon beim Umsteigen am Flughafen zur Anwendung kommen.

Ich persönlich widme mich lieber dem Entdecken und Ausprobieren neuer Möglichkeiten, als mich von Regeln einschränken zu lassen oder mich mit ihrem Kampf auseinanderzusetzen. Deshalb beschränke ich mich an dieser Stelle auf diese Hinweise und lasse es mit diesem Überblick im Kapitel „Rechtliches" bewenden. Man könnte sicher ein ganzes Buch über dieses Thema schreiben und alle Für und Wider diskutieren, doch das würde den Rahmen sprengen.

TEIL ZWEI
DER WEG DER HEILUNG

EINS
DIE ARBEIT DEINER ZELLEN

Nicht bekämpfen, sondern erkennen und überwinden, denn die vollkommene Heilung entsteht nur in unserem Inneren.
- Dr. Edward Bach –

Als ich verstanden hatte, wie die Zellen in meinem Körper arbeiten, wurde mir klar, dass er in der Lage ist, jede Krankheit zu heilen. Meine Aufgabe ist es lediglich, ihn dabei ernst zu nehmen und zu begleiten.

Das klingt so einfach – und tatsächlich ist es das auch. Doch wir haben uns angewöhnt, unsere Krankheiten und Symptome als lästig abzutun. Solange es irgendwie geht, vermeiden wir es, uns mit ihnen auseinanderzusetzen. Ich erinnere mich selbst an eine Zeit, in der ich gar nicht mehr wahrnahm, dass mir täglich der Kopf brummte. Kopfschmerzen waren zu meinem Normalzustand geworden. Irgendwie ließ es sich aushalten, und ich hatte keine Zeit, mich damit zu beschäftigen, geschweige denn für mehr Ruhe zu sorgen – obwohl genau das die Lösung gewesen wäre. Medikamente wollte ich nicht ständig nehmen, weil ich gehört hatte, dass sie der Leber schaden könnten. Also akzeptierte ich die Kopfschmerzen als Teil von mir als meinen Normalzustand. Erst wenn sie sich zu Migräne entwickelten, nahm ich eine doppelte Aspirin und blieb vielleicht einen halben Tag zu Hause.

Wenn unser Körper nicht arbeitet, empfinden wir ihn oft als Last. Viele von uns haben für solche „kleinen Notfälle" eine Alltagsapotheke parat, um schnell etwas einwerfen zu können, damit er wieder einigermaßen funktioniert. Tatsächlich aber spricht unser Körper mit uns. Kopfschmerzen etwa können ein Signal dafür sein, dass ihm alles gerade zu viel wird.

Wenn er Worte finden könnte, würde er vielleicht sagen: „Du machst mir zu viel Druck. Ich möchte einfach mal nicht denken müssen. Das belastet mich!"

Wenn wir uns für diese Botschaft interessieren und sie ernst nehmen, liegt der Weg zur Heilung eigentlich auf der Hand: Wir reduzieren den Druck, und unser Körper schenkt uns wieder das Gefühl von Leichtigkeit und Wohlbefinden.

Doch der Weg dahin ist selten einfach. Er kann bedeuten, dass wir unser Verhalten ändern, etwa unseren Umgang mit Anfragen anderer Menschen oder den Umfang unserer To-do-Listen. Vielleicht erfordert es sogar, dass wir uns beruflich neu orientieren. Zusätzlich brauchen die bereits verspannten Muskeln in unserem Kopf gezielte Lockerung.

Um die Kopfschmerzen dauerhaft loszuwerden, müssen wir also sowohl die Ursache finden als auch die körperlichen Symptome behandeln. Letzteres können wir unter anderem durch das Verdampfen von Heilpflanzen unterstützen. Es gibt einige entspannende Substanzen wie Muskatellersalbei oder Melisse, die helfen, die Anspannung zu lösen. Auch äußerlich aufgetragenes Pfefferminzöl kann die Muskeln im Kopf schnell entspannen. Wie viele Wirkstoffe und wie viel Zeit es dafür braucht, hängt von der Hartnäckigkeit der Beschwerden ab.

Ändern wir jedoch nichts an den Ursachen – sei es ein dauerhaftes lautes Geräusch, das wir abstellen müssten, oder anhaltender Stress – benötigen wir eine Dauermedikation, um die Symptome zu unterdrücken. Mit der Zeit wird wahrscheinlich sogar die Dosis erhöht werden müssen, um die gleiche Wirkung zu erzielen. Viele Menschen gehen diesen Weg, weil sie es nicht besser wissen, die Mühe scheuen oder die Ursache noch nicht gefunden haben. Doch das ist keine Heilung, sondern lediglich eine Beruhigung.

Wenn du wirklich Heilung anstrebst, dann gehören beide Wege zusammen: die Behandlung der Symptome und die Lösung der zugrunde liegenden Ursachen. Im Folgenden werde ich dir erklären, wie dein Körper – und insbesondere deine Zellen – diesen Prozess aufnimmt und verarbeitet.

Der Körper ist der Übersetzer der Seele ins Sichtbare.
- Christian Morgenstern –

Dein Körper ist ein hochkomplexes System, in dem winzige Botenstoffe, auch Hormone genannt, alle Funktionen steuern. Diese sind wie Nachrichtenübermittler, und von etwa 100 dieser Hormone wissen wir heute genau, wie sie arbeiten. Die Wissenschaft vermutet jedoch, dass es insgesamt rund 1.000 solcher Botenstoffe gibt. (Vgl. Dr. Flemmer, 2022, S. 11)

Die Hormone gelangen über den Blutkreislauf zu ihren Zielzellen, wo sie ihre Aufgaben erfüllen. Sie werden entweder über die Nahrung, Licht und Luft aufgenommen oder direkt im Körper selbst produziert, etwa in bestimmten Geweben oder der Zirbeldrüse. Jede Zelle hat dabei Zugriff auf das „Rezeptbuch" deines Körpers, deine DNA. Aus diesem Rezeptbuch zieht sich jede Zelle die Informationen, die für ihre Arbeit relevant sind – welche Botenstoffe sie herstellen, weiterleiten oder verarbeiten soll.

Theoretisch könnte also gar nichts schiefgehen, denn der Körper funktioniert nach einem einzigartigen Bauplan, der in der DNA festgelegt ist. Diese DNA ist reine Information. Sie bestimmt, wer du bist, wie du aussiehst, dich bewegst und was du ausstrahlst – sie beschreibt dich in deiner Gesamtheit.

Ich erinnere mich an ein Face-Reading (Gesichts-lesen), das ich vor einigen Jahren gemacht habe. Eine mir unbekannte Frau hat allein aus meinem Gesicht herausgelesen, welche Charaktereigenschaften, Stärken und Lebensaufgaben mich ausmachen. Alles, was sie sagte, traf ins Schwarze. Obwohl ich glaubte, mich gut zu kennen, hätte ich es selbst nicht so treffsicher formulieren können. Sie erkannte beispielsweise an der Form meiner Stirn meine ausgeprägte Vorstellungskraft und an anderen Merkmalen auch Schicksalsschläge in meinem Leben. Hätte ich sie dazu beauftragt, hätte sie sogar meine Krankheiten „lesen" können – nicht durch Hellsehen, sondern anhand der Gesichtszüge wie Augen, Nase oder Ohren.

Dieses Erlebnis hat mir wieder gezeigt, wie eng alles miteinander verbunden ist – oder besser gesagt, dass alles eins ist. Dein Körper ist ein Spiegel dessen, wer du bist.

Wenn in deinem Körper etwas nicht „richtig" funktioniert, liegt das daran, dass deine DNA, also dein innerer Bauplan, momentan ausdrückt, was du gerade bist. Deine DNA arbeitet in Übereinstimmung mit deinem Denken, deinen Überzeugungen und Glaubenssätzen über dich selbst. Sie tut nichts anderes, als dich auf körperlicher Ebene genauso darzustellen, wie du dich innerlich erlebst.

Betrachten wir beispielsweise eine Depression: Ein Mediziner würde nach fehlenden Hormonen oder Nährstoffen suchen, die das Wohlbefinden beeinflussen – wie Serotonin, Noradrenalin oder Dopamin. Diese können dann von außen zugeführt werden, entweder über Medikamente oder über eine ausgewogene Ernährung. Das erklärt auch, warum eine gesunde Ernährung so wichtig ist, um dem Körper die Grundlage für einen reibungslosen Ablauf seiner Funktionen zu bieten.

Aber manchmal nehmen wir alle notwendigen Nährstoffe zu uns, und dennoch funktioniert der Körper nicht wie gewünscht. Warum?

Wenn die DNA – also das „Rezeptbuch" deines Körpers – auf Depression programmiert ist, produziert der Körper weniger Serotonin, Noradrenalin oder Dopamin. Von außen zugeführte Hormone können zwar helfen, die Symptome vorübergehend zu lindern, sie ändern jedoch nicht die DNA oder den inneren Zustand, der die Depression verursacht. Teilweise gelangen sie nicht einmal dorthin, wo sie gebraucht werden.

Der Körper wird erst dann wieder eigenständig die benötigten Hormone herstellen und weiterzuleiten, wenn eine innere Veränderung stattfindet – wenn er, oder genauer gesagt, du selbst bereit bist, ein erfülltes und freudvolles Leben zu führen.

Das bedeutet jedoch nicht, dass die äußere Zufuhr von Wirkstoffen wertlos ist. Im Gegenteil: Sie kann eine entscheidende Hilfe sein. Ein Mensch, der unter Depression leidet, braucht zunächst eine Entlastung von den belastenden Symptomen. Durch Medikamente oder andere Mittel kann er wieder erfahren, wie einfach und schön das Leben sein kann, wenn man sich gut fühlt. Dieses Gefühl kann ihm helfen, neuen Mut zu fassen und seine inneren Konflikte anzugehen.

Bleibt es jedoch nur bei der Medikation, besteht die Gefahr, dass der Mensch dauerhaft abhängig wird – sowohl körperlich als auch psychisch – und sich nur noch gut fühlt, wenn er die Substanzen von außen erhält. Für eine wirkliche Heilung ist es daher unerlässlich, die Depression anzusehen und zu ergründen, warum das Leben keine Freude mehr macht.

Noch ein anderes Beispiel:

Vielleicht ist dein Immunsystem geschwächt, und du spürst eine aufkommende Erkältung. Die Information in deiner DNA könnte dann lauten: „Ich habe mir etwas zugemutet, was nicht meinem Sein entspricht."

Konkret könnte das bedeuten: „Ich habe mich zu lange am Glühweinstand auf dem Weihnachtsmarkt in ein Gespräch verwickeln lassen und dabei gefroren. Ich war nicht richtig vorbereitet, hatte keine passende Kleidung an und nicht den Mut, zu sagen, dass mir kalt ist und ich nach Hause gehen möchte."

Nun gibst du deinem Körper eine Extraportion Vitamine, ruhst dich aus, wärmst dich und behandelst die Symptome, bis du wieder gesund bist.

Wiederholst du dieses Verhalten aber, etwa indem du erneut unvorbereitet lange draußen bleibst, könnte daraus ein chronischer Husten werden.

Der chronische Husten drückt dann auf der Ebene deiner Zellen aus „Ich bin nicht in der Lage, mich gegen Dinge abzuwehren, die mir nicht guttun" – sei es durch warme Kleidung oder ein rechtzeitiges „Nein" und spiegelt das durch einen chronischen Husten.

Vielleicht klingt dieses Beispiel banal, doch genau solche scheinbaren Kleinigkeiten sind oft die Ursache für viele Erkrankungen. Wir nehmen unsere eigenen Bedürfnisse nicht ernst – zumindest nicht, bevor wir krank werden. Erst dann schenken wir unserem Körper Aufmerksamkeit und wundern uns, warum er so schnell und heftig reagiert. Dabei tut er nur das, was wir selbst in Liebe für uns hätten tun sollen.

Jacques Martel schreibt in seinem Buch „*Mein Körper, Barometer der Seele*": „Unabhängig von der Art der chronischen Erkrankung, die ich mir zugezogen habe, kann ich mich fragen, was ich glaubte, nicht ändern zu können."

Die Frage ist, ob ich mich nach Jahren eines chronischen Schnupfens noch daran erinnere, dass ich damals auf dem Weihnachtsmarkt nicht für mein Wohlbefinden gesorgt habe. Wahrscheinlich nicht. Stattdessen bleibt oft das

Grundproblem bestehen, dass ich meine Bedürfnisse abwerte und denke, ich müsste auch ohne ihre Erfüllung funktionieren.

Diese Einstellung spiegelt sich in der DNA wider und beeinflusst die Zellen. Rüdiger Dahlke beschreibt in *„Krankheit als Symbol"*, dass chronische Erkrankungen oft Ausdruck von gebundener Energie, unbereinigten Situationen oder Dauerkonflikten sind.

Dabei zeigt sich, dass es bei der Ursachensuche zwei häufige Fehlannahmen gibt.

Manche Menschen schieben die Verantwortung von sich weg und sehen sich als Opfer der Umstände. Sie kommen eher auf die Idee, rechtzeitig „Nein" zu sagen, als präventiv für ihre Stabilität zu sorgen, beispielsweise durch warme Kleidung. Diese Haltung ist oft unbewusst und von einem inneren Selbstmitleid geprägt.

Andere wiederum neigen dazu, die Ursachen ihrer Symptome zu überschätzen. Sie vermuten schwerwiegende Traumata hinter jeder Erkrankung und glauben, dass die Schwere ihrer Symptome nur durch eine ebenso schwere Ursache erklärt werden kann. Solche Denkweisen verhindern, dass sie einfache Lösungen wie „wärmer anziehen" erkennen.

Dabei kann die DNA ganz einfach umprogrammiert werden, indem wir erkennen, dass wir es uns wert sind, für unser Wohlbefinden zu sorgen – sei es durch warme Kleidung oder ein klares „Nein". Wenn wir unsere Bedürfnisse ernst nehmen, ändern sich auch die Informationen in unseren Zellen. Allerdings kann man der DNA nichts vorspielen. Sie spiegelt immer das, was tatsächlich *ist*, nicht das, was man sich wünscht.

Ihre Informationen sind auf Seelenebene verankert, was bedeutet, dass Veränderungen nur dann möglich sind, wenn die Seele zustimmt.

Das Erbgut ist ebenfalls Teil der DNA und wird teils bewusst gewählt, teils übernommen. Doch auch hier ist nicht alles vorbestimmt. Der Glaube, etwas „erben" zu müssen, erhöht die Wahrscheinlichkeit, dass dies geschieht. Wenn die Seele jedoch überzeugt ist, etwas nicht zu brauchen, wird sie es nicht annehmen.

Wir können aktiv dazu beitragen, bestimmte Muster nicht zu übernehmen, indem wir uns bewusst machen, dass wir nicht verpflichtet sind, sie zu erben.

Familienaufstellungen sind ein gutes Werkzeug, um solche Muster zu erkennen und zu verändern. Erst mit Anfang 40 habe ich realisiert, wie sehr mein Denken von meinem Vater geprägt war. Meine Gedankenabläufe waren wie eine Kopie seiner.

Es war mir nicht bewusst, dass es andere Möglichkeiten gibt, zu denken und so eine andere Lebensrealität zu erschaffen. Das eigene Denken umzugestalten ist wohl eine der schwierigsten Aufgaben, aber es lohnt sich – und ich bin noch immer auf diesem Weg.

ZWEI
AUF DEM WEG DER SELBSTHEILUNG

Auf meinem eigenen Weg der Heilung mit dem Vaporisieren habe ich zwei wesentliche Erkenntnisse gewonnen, die zeigen, warum dieses Verfahren ein so wertvoller Begleiter im Prozess des Heilwerdens ist.

Zum einen handelt es sich um ein Naturheilverfahren, bei dem natürliche Substanzen verwendet werden – keine chemischen. Dies minimiert Nebenwirkungen und unterstützt den Körper in seinem natürlichen Heilungsprozess. Außerdem kannst du direkt handeln, sobald du die ersten Anzeichen eines Symptoms bemerkst, ohne auf einen Arzttermin oder ein Rezept warten zu müssen. Diese Möglichkeit, frühzeitig einzuschreiten, verhindert oft, dass sich Beschwerden verschärfen oder chronisch werden.

Zum anderen bietet das Vaporisieren eine Möglichkeit, sich intensiver mit dem eigenen Körper und seinen Symptomen auseinanderzusetzen. Es schafft Raum für eine bewusste Selbstwahrnehmung, die es erleichtert, Ursachen oder Auslöser von Beschwerden zu erkennen und gezielt zu behandeln.

Meine erste regelmäßige Routine-Mischung bestand aus Löwenohr und Thymian, die ich bei 180 Grad verdampfte. Über mehrere Monate hinweg griff ich immer dann zu dieser Mischung, wenn ich mich gestresst fühlte. Der Thymian unterstützte die Aufnahme der Wirkstoffe des Afrikanischen Löwenohrs über die Schleimhäute und verlieh der Mischung zusätzlich eine frische Note. Bereits während des Verdampfens spürte ich, wie mein Puls sich beruhigte und der innere Druck nachließ.

Nach einigen Wochen stellte ich jedoch fest, dass ich diese Mischung nicht mehr benötigte – ich hatte einen insgesamt entspannteren Zustand erreicht. Das regelmäßige Inhalieren hatte mich auch dazu gebracht, genauer hinzuschauen: In welchen Situationen hatte ich das Bedürfnis, die Mischung zu nutzen?

Meist trat dieses Bedürfnis vor Begegnungen mit anderen Menschen auf. Diese Erkenntnis führte mich dazu, meine eigenen Erwartungen und Verhaltensmuster zu hinterfragen. Ich erkannte, dass ich mich für das Wohlbefinden meiner Mitmenschen verantwortlich fühlte und mir die Aufgabe auferlegte, dafür zu sorgen. Dieser Druck belastete mich unnötig.

Als ich dies bemerkte, begann ich an meiner inneren Einstellung zu arbeiten und mich von dieser selbst auferlegten Verantwortung zu befreien. Das führte auch dazu, dass ich mich von einigen Kontakten löste, die für mich eher zu einer Aufgabe geworden waren, ohne mir selbst etwas zurückzugeben.

Ich hoffe, meine Erfahrungen geben dir eine Idee, wie du vorgehen kannst, wenn du innere Anspannung wahrnimmst. Die Ursachen mögen bei dir ganz anders liegen, aber durch regelmäßiges Innehalten und die bewusste Anwendung des Vaporisierens kannst du lernen, dich besser zu spüren, Zusammenhänge zu entdecken und letztlich heilsame Veränderungen in deinem Leben anzustoßen.

―――――

Schritte, um Symptome mithilfe des Vaporisierens zu verstehen und ihre Ursachen zu ergründen:

Ersten: Wähle geeignete Heilpflanzen aus:

Entscheide dich für Pflanzen oder Mischungen, die zu deinem Anliegen passen, z. B. zur Unterstützung von Entspannung, der Atemwege oder der Konzentration.

Überlege, welche Heilpflanzen geschmacklich und von der Wirkung her ansprechend für dich sind, um die Anwendung als wohltuend zu erleben.

Zweitens: Höre auf die Signale deines Körpers

Achte bewusst auf deinen Körper und seine Botschaften.

Wann treten Symptome auf?

Was spürst du genau?

Diese Signale können sich auf unterschiedliche Weise zeigen, z. B. als Spannung, Müdigkeit, Unwohlsein oder auch emotionale Empfindungen wie Unruhe.

Drittens: Schaffe dir einen Moment der inneren Ruhe

Nimm dir Zeit für eine Vaporisieranwendung, wenn du Symptome bemerkst oder das Bedürfnis verspürst, dich besser zu verbinden.

Setze dich an einen ruhigen Ort, bereite deinen Vaporizer vor und inhaliere langsam und bewusst.

Viertens: Nutze die Inhalation für innere Aufmerksamkeit

Während des Vaporisierens richte deine Gedanken darauf, was dein Körper dir mitteilen möchte. Frage dich:

- „Was spüre ich gerade?"
- „Wann ist das Symptom erstmals aufgetreten?"
- „Gibt es Situationen oder Gedanken, die es auslösen könnten?"

Gehe dabei behutsam mit dir selbst um und versuche, ohne Vorurteile zuzuhören.

Fünftens: Führe eine Art Tagebuch über deine Erfahrungen

Halte deine Beobachtungen nach jeder Anwendung schriftlich fest. Du kannst dafür entweder ein klassisches Notizbuch verwenden oder auf eine digitale Lösung zurückgreifen, wie eine Notiz- oder Tagebuch-App. Ich persönlich bevorzuge die digitale Variante, da sie mir ermöglicht, meine Notizen bequem zu diktieren und jederzeit Zugriff darauf zu haben – egal, wo ich mich gerade befinde.

Notiere sowohl körperliche Veränderungen als auch emotionale Eindrücke. Zum Beispiel: „Nach der Anwendung spüre ich weniger Druck im Brustkorb" oder „Ich fühle mich ruhiger und klarer."

Sammle diese Notizen über einen Zeitraum von zwei Wochen oder länger.

Sechstens: Reflektiere deine Aufzeichnungen

Lies deine Einträge nach einiger Zeit durch und schaue nach Mustern.

Stell dir die Frage:

- Gibt es wiederkehrende Symptome oder Auslöser?
- Welche Zusammenhänge kann ich erkennen?

Betrachte deine Lebensweise, Gedanken und Emotionen.

Könnten sie in Zusammenhang mit deinen Symptomen stehen?

Siebtens: Lass dich durch Ideen, Inspiration und Unterstützung durch andere bereichern.

Bücher, Gespräche, Vorträge oder Kurse können dir wertvolle neue Perspektiven aufzeigen und dir dabei helfen, deinen Weg klarer zu sehen. Es ist keine Schwäche, auf das Wissen und die Erfahrung anderer zurückzugreifen – im Gegenteil, es eröffnet dir Möglichkeiten, auf die du vielleicht allein nicht gekommen wärst. Manchmal reicht schon ein Satz, ein Gedanke oder eine Anregung, um einen neuen Lösungsweg zu erkennen.

Wenn du dich allein nicht weiterkommst oder dich überfordert fühlst, suche professionelle Unterstützung.

Ein Therapeut oder Heilpraktiker kann dir helfen, Zusammenhänge zu erkennen und neue Perspektiven zu gewinnen.

Achtens: Und zu guter Letzt: Gib dir die Zeit, die du brauchst.

Heilung ist ein Prozess, der Geduld, Selbstfürsorge und Vertrauen erfordert. Manchmal zeigt sich der Weg der Heilung anders, als du es erwartet hast. Initiative und aktives Handeln sind wichtige Schritte, doch ebenso essenziell ist das Loslassen – ein inneres Zulassen, das sich die Dinge entwickeln dürfen. Nur so kann das zu dir kommen, was wirklich passend ist. Heilung lässt sich nicht erzwingen, aber durch Geduld und Offenheit entsteht der Raum, in dem sie geschehen kann.

Ich kenne übrigens keinen Menschen, der immer „komplett gesund" ist. Deshalb möchte ich dich ermutigen, dir zu erlauben, auch jetzt mitten in allem zufrieden und glücklich zu sein. Es ist gut möglich, dass du dich gerade in einem Zustand befindest, in dem du viele Beschwerden hast und dir gar nicht vorstellen kannst, wie du dieses scheinbare Chaos an Symptomen entwirren sollst. Doch auch in diesem Zustand darfst du dir Momente des Glücks und der Zufriedenheit erlauben. Sie sind nicht das Ziel, das du erst nach der Heilung erreichen darfst, sondern ein Teil des Weges.

––––––

Die Ursachen entwirren

Schon mit Ende dreißig hatte ich so viele körperliche Symptome, dass ich nur noch damit beschäftigt war, diese irgendwie ruhigzustellen. Rückblickend kann ich sagen, dass ich ein Leben gelebt habe, das mir überhaupt nicht entsprochen hat. Es fühlte sich an, als würde ich mein Leben „abarbeiten" und mir zwischendurch kleine Belohnungen gönnen, nur um es erträglicher zu machen. Mein Körper reagierte darauf mit einer Reihe von Beschwerden: Allergien, Übersäuerung, ständige Erschöpfung und häufigen Kopfschmerzen. Grundsätzlich fühlte ich mich lustlos, und die Freuden meines Lebens beschränkten sich auf besondere Ereignisse oder gelegentliche Erfolgserlebnisse.

Dieser Zustand entwickelte sich schleichend und spitzte sich immer weiter zu.

An meinem vierzigsten Geburtstag hatte ich endgültig ‚die Nase voll'. Ich beschloss, mein Leben grundlegend zu ändern, denn ich spürte plötzlich, dass meine Lebenszeit nicht unendlich war und ich etwas verändern musste, bevor es zu spät war.

Zeitgleich eskalierte ein Konflikt in meinem Angestellten-Job, und ich löste innerhalb weniger Tage meinen Vertrag auf. Plötzlich war ich arbeitslos und planlos, aber ich hatte zum ersten Mal seit Jahren die Gelegenheit, mein Leben zu sortieren und mich neu zu orientieren.

Ich wusste die ganze Zeit, dass mein körperlicher Zustand eng mit meinem Leben und der Art, wie ich es führte, zusammenhängen musste. Aber ich hatte keine Idee, wo ich ansetzen sollte.

Es wäre so schön gewesen, klare Anweisungen zu haben wie: „Bronchitis = Job kündigen." Doch die vorgeschlagenen Lösungen in Büchern, die ich konsultierte, halfen mir nicht weiter. Stattdessen verwirrten sie mich oft noch mehr, und ich suchte plötzlich nach Problemen in meinem Leben, die gar nicht existierten.

Ich vermute, dass es vielen Menschen ähnlich geht.

Man verliert den Überblick und weiß nicht, wo man anfangen soll. Solange es noch irgendwie funktioniert, wurschteln wir uns durch. Erst wenn die Schmerzen unerträglich werden, wird klar, dass etwas passieren muss.

In solchen Momenten, wenn alles aussichtslos erscheint, kann es notwendig sein, auf „Stopp" zu drücken, aus dem Karussell des Alltags auszusteigen und sich neu auszurichten.

Dieser Schritt macht den meisten Menschen große Angst – die Angst, dass nach einem solchen Zusammenbruch nichts mehr weitergeht, treibt uns oft dazu, so lange wie möglich durchzuhalten.

Doch ein solcher „Break" ist oft der schnellste und effektivste Weg, um wirklich loszulassen. Erst wenn wir uns „geschlagen geben", setzt ein Loslassen ein, und der Kampf hört auf. Danach braucht es in der Regel Zeit, bis sich Körper und Psyche erholen und die Tanks wieder aufgefüllt sind. Doch dann entsteht die Chance, ein leeres Blatt vor sich zu haben und es neu zu gestalten – viel einfacher, als ein bereits zerknittertes Bild mühsam zu korrigieren.

Vieles von dem, was ich – während und nach meiner Krise – schließlich verändert habe, waren keine dramatischen Einschnitte. Im Gegenteil, jede Veränderung brachte Erleichterung mit sich. Und genau das ist eine der zentralen Botschaften, die ich dir mit diesem Buch vermitteln möchte: Dein Körper will dir helfen, dass es dir leichter geht. Er ist kein strenger Lehrer, der dich für Fehler bestraft, sondern ein weiser Begleiter, der dir zeigt, wie du dir das Leben angenehmer machen kannst.

Nach meinen Erfahrungen sind die meisten Lösungswege nicht so kompliziert, wie man sie sich oft vorstellt – besonders in den Momenten, in denen man intensiv danach sucht. Weil ich damals dachte, dass die Lösung ebenso schwer sein muss wie die Krankheit, habe ich viele naheliegende Ansätze übersehen. Mit der Zeit habe ich mir abgewöhnt, die Schwere eines Symptoms mit der Komplexität seiner Ursache gleichzusetzen. Denn oft tut eine Krankheit nur deshalb so weh und erscheint so schwerwiegend, weil sie so lange ignoriert wurde – nicht, weil ihre Ursache besonders kompliziert wäre.

Wenn ein Symptom lange unbeachtet bleibt, kann daraus eine ernsthafte Krankheit werden. Wird auch das ignoriert, kann sich eine chronische Krankheit entwickeln, begleitet von weiteren Symptomen, die ursprünglich gar nicht das Hauptproblem waren. Irgendwann entsteht ein komplexes Muster aus Beschwerden, das überwältigend wirkt und schwer zu entwirren scheint. Doch letztlich ist der Schmerz nur ein Signal deines Körpers, das auf die Dringlichkeit der Situation hinweist.

Nachdem ich mein eigenes Symptom-Chaos abgebaut hatte, gewöhnte ich mir an, jedes Symptom sofort wahrzunehmen und ihm nachzugehen. Wenn ich mich nicht direkt damit beschäftigen konnte, machte ich mir eine Notiz und kümmerte mich später darum. Mit der Zeit erkannte ich Muster im Auftreten meiner Beschwerden. Beispielsweise bekomme ich Kopfschmerzen, wenn ich mich zu sehr auf etwas konzentriere und mich überanstrenge. Der Kopfschmerz ist dann ein klares Signal: „Mach eine Pause." Inzwischen brauche ich darüber gar nicht mehr nachzudenken. Sobald der Kopfschmerz auftritt, ändere ich mein Verhalten.

Einzelne Symptome ernst zu nehmen ist jedoch erst sinnvoll, wenn du dir einen umfassenden Überblick über deinen Körper und die Zusammenhänge zwischen deinen Beschwerden verschafft hast. Denn viele Symptome hängen miteinander zusammen. Mundgeruch kann zum Beispiel eine Folge von Magenproblemen sein, Gelenkentzündungen könnten auf eine Fehlernährung zurückzuführen sein, und Rückenschmerzen könnten ihren Ursprung in einer Fehlstellung des Fußes haben. Natürlich sollte man akute Symptome wie Mundgeruch behandeln, aber eine dauerhafte Heilung ist nur möglich, wenn die zugrunde liegende Ursache – in diesem Fall das Magenproblem – gelöst wird.

Wenn du dich zum ersten Mal intensiv mit deinem Körper auseinandersetzt, schau dir alles genau an. Notiere jedes Symptom auch die, an die du dich längst gewöhnt hast.

Dazu kannst du beispielsweise das Verzeichnis der „Anwendungsgebiete" auf meiner Webseite www.PflanzenAboTheke.de nutzen und prüfen, was auf dich zutrifft.

Wenn du dich gut mit deinem Körper auskennst, kannst du selbst sortieren, welche Symptome möglicherweise zusammenhängen. Falls nicht, ist es hilfreich, einen Heilpraktiker oder einen anderen Experten hinzuzuziehen, um gemeinsam einen strategischen Plan für deinen Heilungsweg zu entwickeln.

Dieser Überblick und ein klarer Plan sind für den Anfang entscheidend. Einzelne Symptome isoliert zu behandeln, bringt zwar Linderung, ist jedoch oft nicht nachhaltig. Kopfschmerzen als Begleiterscheinung einer Rückfehlstellung sollten zwar gelindert werden, aber die Ursache – die Fehlstellung – muss ebenfalls behandelt werden, um dauerhafte Heilung zu erreichen.

Ein guter **Startpunkt** kann eine **Entgiftungs- oder Fastenkur** sein, um den Körper zu „resetten". Solche Maßnahmen können dir dabei helfen, Unverträglichkeiten oder Ungleichgewichte in deiner Ernährung zu erkennen und schrittweise zu korrigieren.

Du kannst dich in Büchern informieren, die darauf eingehen, was Krankheiten auf spiritueller oder psychischer Ebene bedeuten könnten.

Auch ChatGPT bietet eine ausgezeichnete Möglichkeit, nach Inspiration und Vorschlägen zu recherchieren. Gib dazu einfach die Symptome in die App ein und frage nach ihrer psychologischen oder spirituellen Bedeutung. ChatGPT greift auf ein breites Informationsspektrum zurück und kann dir wertvolle Anregungen liefern. Oftmals wirst du bereits beim Lesen der Antwort einen ersten Impuls spüren, der dir weiterhelfen könnte. Dieser erste Impuls ist häufig besonders richtungsweisend.

Diese Ansätze und Ideen können hilfreiche Hinweise geben, aber sie führen nicht immer zur Lösung. Es ist wichtig, offen für die Antworten zu sein, die dir begegnen, und auf deine Intuition zu hören, um zu spüren, was sich für dich richtig anfühlt.

Nutze Angebote, die dir wohlwollend und unterstützend zur Seite stehen, anstatt belehrend zu wirken. Dazu könnten ein Coaching, eine Aufstellung, eine Therapie, ein Workshop, ein Reading oder auch ein Buch gehören. Wähle das aus, was dich persönlich anspricht, denn genau das wird in diesem Moment das Richtige für dich sein.

Es gibt Menschen, die sich übermäßig auf ihre Gesundheit konzentrieren und ständig darauf achten, was ihnen guttut. Paradoxerweise werden sie dadurch oft immer kraftloser und empfindlicher gegenüber äußeren Einflüssen. Sie geraten gewissermaßen auf die andere Seite des Extrems. Der Körper ist dafür geschaffen, genutzt zu werden, aber auch gepflegt und trainiert, um belastbar zu bleiben.

Ich kann aus eigener Erfahrung sagen, dass ich mich lange Zeit nicht ausreichend um meine körperliche Fitness gekümmert habe, was dazu führte, dass ich mich nie wirklich fit fühlte. Mein Körper funktionierte nur dann optimal, wenn er in seiner Komfortzone war: bei angenehmen 24 Grad im Schatten und in einer bequemen Haltung.

Ich war nie der Typ, der Freude daran hatte, ins Fitnessstudio zu gehen und ziellos draußen herumzulaufen erschien mir als Zeitverschwendung. Erst seitdem ich einen Garten habe und dort regelmäßig tätig bin – unabhängig von der Jahreszeit – habe ich entdeckt, wie leistungsfähig mein Körper tatsächlich ist. Mehr noch: Ich habe bemerkt, dass er körperliche Herausforderungen nicht nur liebt, sondern auch braucht. Dieses neue Maß an Aktivität hat nicht nur meine körperliche, sondern auch meine psychische Stärke deutlich verbessert.

Deshalb möchte ich dich einladen, deinen Körper einmal direkt zu fragen, ob er sich von dir ausreichend gefordert fühlt. Überlege, welche körperlichen Aktivitäten dir Freude machen könnten und welche dich stärken würden. Und wenn du eine Idee hast, plane am besten gleich, was du ausprobieren möchtest. Dein Körper wird es dir danken.

TEIL DREI
DIE ANWENDUNGSGEBIETE

EINS
EINFÜHRUNG

Mit diesem Kapitel möchte ich dir zeigen, welche Anwendungsmöglichkeiten das Vaporisieren von Heilpflanzen bietet. Dabei beziehe ich mich vor allem auf medizinisch klassifizierte Krankheitsbilder. Gleichzeitig betrachte ich den möglichen Zusammenhang zwischen körperlichen Symptomen und Themen, die auf psychisch-seelischer Ebene bearbeitet werden können. Aus meiner Erfahrung heraus treten körperliche Reaktionen selten grundlos auf; sie stehen meist in Verbindung mit einem Ungleichgewicht im Leben oder in den eigenen Handlungen. Ein körperliches Symptom kann somit als Hinweis dienen, dass etwas genauer betrachtet und verstanden werden möchte.

In diesem Kapitel findest du zu jedem Anwendungsgebiet Impulse, wie du körperliche und seelische Aspekte gemeinsam betrachten kannst. Diese Hinweise sind jedoch als Anregungen zu verstehen, nicht als unumstößliche Fakten. Meine eigene Erfahrung hat gezeigt, dass die Vorschläge und Deutungen bekannter Autoren zur Symbolsprache des Körpers oft nur grobe Orientierungshilfen bieten. Nimmt man sie zu ernst, besteht sogar die Gefahr, Probleme zu schaffen, die vorher gar nicht existierten. Jeder Mensch und jeder Körper sind einzigartig, und es wäre vermessen zu behaupten, es gäbe universelle Lösungswege für alle.

Besonders möchte ich dich ermutigen, bei der Interpretation von Krankheitsbildern anderer Menschen vorsichtig zu sein. Beobachtest du Symptome bei deinen Mitmenschen, so halte dich mit Annahmen oder Interpretationen zurück. Die Ursachen und Hintergründe können sehr individuell sein, und voreilige Schlüsse helfen oft wenig.

Um dir die Orientierung in diesem Abschnitt zu erleichtern, habe ich die Themengebiete thematisch gegliedert.

An dieser Stelle möchte ich darauf hinweisen, dass dieses Kapitel kein umfassendes medizinisches Wissen vermitteln kann. Vielmehr teile ich hier meine persönlichen Erfahrungen und mein gesammeltes Wissen darüber, wie das Naturheilverfahren des Vaporisierens unterstützend eingesetzt werden kann. In wenigen Fällen werde ich dir auch alternative oder ergänzende Behandlungsverfahren vorschlagen, mit denen ich selbst gute Erfahrungen gemacht habe.

ZWEI
PSYCHISCHE UND SCHLAF

Unsere Psyche und unser Schlaf sind eng miteinander verbunden und wirken unmittelbar auf unser Wohlbefinden. Stress, Überforderung oder innere Unruhe können die Psyche belasten und uns den Schlaf rauben, während eine schlechte Schlafqualität wiederum unser emotionales Gleichgewicht stören kann. Ein gesunder Schlaf und eine ausgeglichene Psyche sind die Basis für unsere Vitalität und Lebensfreude.

Psychosomatisch betrachtet zeigt die Psyche oft, wo wir uns im Leben aus der Balance fühlen. Schlafstörungen, innere Unruhe oder emotionale Erschöpfung sind deutliche Signale, dass wir innehalten und neue Wege finden sollten, um Körper und Geist in Einklang zu bringen. Spirituell betrachtet symbolisieren ein ruhiger Geist und erholsamer Schlaf das Vertrauen in den Fluss des Lebens und die Fähigkeit, loszulassen.

Das Verdampfen von Heilpflanzen ist eine sanfte Möglichkeit, sowohl die Psyche zu beruhigen als auch den Schlaf zu fördern. Bestimmte Pflanzen wirken entspannend, beruhigend oder sogar belebend und können je nach Bedarf eingesetzt werden, um innere Ruhe oder neue Energie zu finden.

Die Eigenschaften von Heilpflanzen für Psyche und Schlaf

Entspannend:

Diese Pflanzen helfen, den Körper zu beruhigen und innere Spannungen zu lösen. Sie sind ideal bei Stress oder Schlafproblemen.

Damiana, Afrikanisches Löwenohr, Sibirisches Herzgespann; Mischungen: „Stress adé", „Gute Nacht"

Beruhigend:

Diese Pflanzen fördern die innere Ruhe und helfen, in einen entspannten Zustand zu kommen.

Baldrian, Giftlattich, Habichtskraut, Herzgespann, Hopfenblüten, Johanniskraut, Klatschmohn, Lavendelblüten, Melisse, Passionsblume, Schlangenwurzel, Sinicuichi

Belebend:

Diese Pflanzen wirken vitalisierend und helfen, bei Erschöpfung oder Antriebslosigkeit neue Energie zu schöpfen.

Guarana, Mate, Grüner Tee

Sie sind jedoch alle koffeinhaltig und daher kann die Anwendung langfristig zu Abhängigkeit führen.

Euphorisierend:

Diese Pflanzen können u. a. das Wohlbefinden steigern und helfen, die Stimmung zu heben.

Guarana, Afrikanisches Löwenohr, Sibirisches Herzgespann, Sinicuichi

Widerstandskraft erhöhend:

Diese Pflanzen stärken Körper und Geist und fördern die Resilienz gegen Stress und Belastungen.

Ginseng, Rosmarin

1. DIE INNERE ANSPANNUNG LÖSEN

Innere Anspannung ist ein Thema, das viele von uns betrifft und weitrei-
chende Auswirkungen auf Körper, Geist und Seele hat. Sie signalisiert, dass
etwas aus dem Gleichgewicht geraten ist und wir genauer hinsehen dürfen.
Gleichzeitig ist sie eine Einladung, Heilung auf allen Ebenen zu erfahren –
körperlich, emotional und spirituell.

Wenn du innerlich angespannt bist, aktiviert dein Körper das sympathische
Nervensystem, das sogenannte „Kampf-oder-Flucht"-System. Stresshormone
wie Adrenalin und Cortisol werden ausgeschüttet, und dein Körper bereitet
sich auf eine vermeintliche Gefahr vor. Vielleicht merkst du das an einem
erhöhten Herzschlag, Muskelverspannungen, einer schnelleren und
flacheren Atmung oder Verdauungsproblemen wie Magenschmerzen oder
Blähungen. Bleibt diese Anspannung über einen längeren Zeitraum bestehen,
kann das zu chronischen Verspannungen in Muskeln und Faszien führen.
Besonders der Nacken-, Schulter- und Rückenbereich ist oft betroffen. Diese
Verspannungen können Schmerzen und Bewegungseinschränkungen verursachen und den Heilungsprozess weiter behindern. Auch das Immunsystem
leidet, was den Körper anfälliger für Infektionen und Krankheiten macht.

Innere Anspannung zeigt oft, dass Gefühle wie Angst, Wut oder Traurigkeit
unterdrückt wurden. Diese emotionalen Blockaden suchen sich dann
andere Wege und können sich in körperlichen Symptomen äußern –
beispielsweise als Magenprobleme bei Sorgen oder Kopfschmerzen bei
mentalem Druck. In der Psychosomatik gilt der Körper als Spiegel der
Psyche. Er zeigt uns durch Beschwerden und Symptome, wo wir
hinschauen und was wir verändern dürfen. Vielleicht weist dich deine
innere Anspannung darauf hin, dass du nicht im Einklang mit deinen
wahren Werten lebst oder das alte, unverarbeitete Erfahrungen noch
Heilung benötigen.

Eine bewährte Unterstützung auf diesem Weg bieten bestimmte Heilpflanzen, die du durch Verdampfen nutzen kannst. Sie wirken auf der physischen Ebene beruhigend und ausgleichend, sodass dein Körper die nötige
Entspannung findet, um dich auf die tieferen Ursachen deiner Anspan-

nung konzentrieren zu können. Die folgenden Heilpflanzen eignen sich fürs Verdampfen im Vaporizer besonders gut:

Lavendelblüten, Afrikanisches Löwenohr, Damiana, Sibirisches Herzgespann, Herzgespann, Kleines Habichtskraut

Meine speziellen Mischungen: „Stress adé" und „Gute Nacht"

Diese Pflanzen helfen dir, deinen Körper ins Gleichgewicht zu bringen. Denn oft ist es nicht möglich, Anspannung allein durch Nachdenken oder Analysieren zu lösen – der Körper muss sich zuerst entspannen, um Raum für Klarheit und neue Perspektiven zu schaffen. Durch das Verdampfen dieser Pflanzen wird ein Prozess in Gang gesetzt, der Körper, Geist und Seele wieder in Einklang bringt. Es entsteht eine Harmonie, die dir ermöglicht, dich neu auszurichten und Klarheit über das zu gewinnen, was in deinem Leben aus der Balance geraten ist. Innere Anspannung kann so zu einer wertvollen Botschaft werden, die dir den Weg zu mehr Wohlbefinden und innerer Ruhe zeigt.

––––––

2. SCHLAFSTÖRUNGEN

Schlafstörungen sind ein häufiges Symptom von Stress, innerer Unruhe oder emotionaler Belastung. Sie können sich als Einschlafprobleme, nächtliches Erwachen oder eine generell schlechte Schlafqualität äußern. Psychosomatisch zeigen sie, dass wir nicht abschalten können und uns im ständigen „Kampf-oder-Flucht-Modus" befinden. Spirituell betrachtet laden Schlafstörungen uns ein, das Vertrauen ins Leben wiederzufinden und loszulassen.

Empfohlene Heilpflanzen sind:

Angelikawurzel, Baldrian, Blauer Lotus (wirkt zudem traumintensivierend), Giftlattich, Hopfenblüten, Klatschmohn, Lavendelblüten, Melisse, Passionsblume, Sinicuichi (bei regelmäßiger Anwendung lässt die Wirkung nach)

Diese Pflanzen fördern einen ruhigen Schlaf und helfen, den Körper in die nötige Entspannung zu versetzen, um den Alltag loszulassen.

Es ist zudem gut, wenn du sie in entspannter Atmosphäre ca. 30 min vor dem Schlafengehen verdampfst und danach keine gedanklichen und körperlichen Herausforderungen mehr bewältigst, sondern zur Ruhe kommst.

---

3. NERVOSITÄT

Nervosität äußert sich oft durch innere Unruhe, Herzklopfen oder ein Gefühl der Anspannung, das sich nur schwer abschütteln lässt. Psychosomatisch betrachtet weist sie darauf hin, dass wir uns überfordert fühlen oder unbewusste Ängste mit uns tragen. Spirituell gesehen lädt Nervosität dazu ein, innezuhalten und in die Stille zu gehen, um wieder Verbindung zu uns selbst zu finden.

Das Verdampfen von *Hopfenblüten, Lavendelblüten und Klatschmohn* kann helfen, das Nervensystem zu beruhigen und einen Zustand der Gelassenheit zu fördern. Diese Pflanzen schenken dir die Ruhe, die du brauchst, um dich zu erden und dein inneres Gleichgewicht wiederzufinden.

---

4. DEPRESSION

Depression kann sich durch Antriebslosigkeit, Hoffnungslosigkeit und emotionale Erschöpfung äußern. Psychosomatisch betrachtet steht sie oft für festgefahrene Emotionen, die wir nicht ausdrücken können. Spirituell gesehen fordert sie uns auf, wieder Zugang zu unserer Lebenskraft und Lebensfreude zu finden.

Empfohlene Heilpflanzen:

Angelikawurzel, Baldrian, Damiana, Ginseng, Guarana, Johanniskraut, Melisse, Passionsblume (MAO-Hemmer), Schlangenwurzel

Diese Pflanzen unterstützen dich dabei, deine innere Balance zu finden und deine Lebensfreude zurückzugewinnen.

---

5. ANGSTZUSTÄNDE

Angststörungen äußern sich durch innere Unruhe, Herzklopfen oder das Gefühl, die Kontrolle zu verlieren. Psychosomatisch zeigt Angst, dass wir uns überfordert fühlen oder den Mut verloren haben. Spirituell gesehen ist sie eine Einladung, wieder Vertrauen in den Fluss des Lebens zu finden.

Empfohlene Heilpflanzen:

Baldrian (wirkt am stärksten und schnellsten), Blaues Helmkraut, Giftlattich, Hopfenblüten, Melisse, Passionsblume (MAO-Hemmer)

Diese Pflanzen wirken beruhigend und angstlösend und helfen dir, innerlich zur Ruhe zu kommen.

———

6. BURN-OUT UND ERSCHÖPFUNG

Burn-out ist das Ergebnis von chronischer Überforderung und Erschöpfung. Psychosomatisch gesehen zeigt es, dass wir unsere Energiequellen aufgebraucht haben. Spirituell lädt Burn-out uns ein, innezuhalten und unsere Prioritäten neu auszurichten.

Empfohlene Heilpflanzen:

Hopfenblüten, Rosmarin, Sonnenhut, Ginseng

———

7. MIGRÄNE

Auch die Migräne ist oftmals eine Folge von Überlastung und Stress ist. Ich habe sie im Kapitel der Erkältungskrankheiten eingeordnet.

DREI
NEUROLOGISCHE ERKRANKUNGEN

Das Nervensystem ist das zentrale Steuerorgan unseres Körpers und eng mit unserem Denken, Fühlen und Handeln verbunden. Neurologische Erkrankungen wie Epilepsie oder Parkinson können dieses empfindliche Gleichgewicht stören und sich sowohl körperlich als auch emotional bemerkbar machen. Symptome wie Zittern, Krämpfe oder Schmerzen sind dabei oft Ausdruck eines überlasteten Systems.

Psychosomatisch betrachtet spiegeln neurologische Erkrankungen innere Spannungen oder Blockaden wider, die sich auf das Nervensystem auswirken. Spirituell gesehen laden sie uns dazu ein, innezuhalten loszulassen und die Verbindung zu unserer inneren Ruhe und Stärke wiederzufinden.

Das Verdampfen von Heilpflanzen kann das Nervensystem sanft unterstützen, überreizte Nerven beruhigen und den Körper wieder ins Gleichgewicht bringen. Es schafft Raum für Heilung und stärkt Körper, Geist und Seele gleichermaßen.

1. NERVENSCHMERZEN

Nervenschmerzen, auch neuropathische Schmerzen genannt, entstehen durch Schäden oder Irritationen an den Nervenbahnen. Sie äußern sich oft als stechendes, brennendes oder ziehendes Gefühl, das den Alltag erheblich beeinträchtigen kann. Diese Art von Schmerzen unterscheidet sich von klassischen Entzündungsschmerzen und reagiert häufig nicht auf herkömmliche Schmerzmittel.

Psychosomatisch betrachtet können Nervenschmerzen auf eine tieferliegende Überlastung oder ein Gefühl von „nicht mehr verbunden sein" hinweisen. Sie erinnern uns daran, dass unser Nervensystem eng mit unseren Emotionen und unserem inneren Gleichgewicht verbunden ist. Spirituell gesehen laden uns Nervenschmerzen ein, innezuhalten und uns auf den Heilungsprozess einzulassen – sowohl körperlich als auch auf energetischer Ebene. Sie zeigen uns, dass wir vielleicht zu viel Druck auf uns selbst ausüben oder alte Verletzungen auf einer tieferen Ebene aufarbeiten dürfen.

Die *Königskerze* kann durch Verdampfen eine beruhigende Wirkung auf das Nervensystem entfalten. Sie hilft dabei, die Empfindlichkeit der Nerven zu regulieren und lindert die Intensität der Schmerzen. Diese Pflanze schenkt nicht nur körperliche Erleichterung, sondern unterstützt dich auch dabei, innere Ruhe und Stabilität wiederzufinden.

---

2. PARKINSON

Parkinson ist eine neurodegenerative Erkrankung, die durch den fortschreitenden Verlust von Nervenzellen im Gehirn gekennzeichnet ist. Typische Symptome sind Zittern, Muskelsteifheit, verlangsamte Bewegungen und eine eingeschränkte Koordination. Körperlich ist Parkinson eng mit einem Mangel an Dopamin, einem wichtigen Neurotransmitter, verbunden, was die Kommunikation zwischen den Nervenzellen erheblich stört.

Psychosomatisch betrachtet kann Parkinson symbolisch für das Gefühl stehen, im Leben „blockiert" zu sein, nicht vorankommen zu können oder die Kontrolle über wichtige Bereiche des Lebens verloren zu haben. Spirituell gesehen lädt diese Erkrankung dazu ein, einen tiefen Zugang zu Geduld, Akzeptanz und innerer Ruhe zu finden. Sie erinnert uns daran, dass der Wert des Lebens nicht allein in der äußeren Beweglichkeit, sondern auch in der inneren Gelassenheit liegt.

Die Samen der *syrischen Steppenraute* haben aufgrund ihrer potenziellen neuroprotektiven Eigenschaften ein interessantes Anwendungspotenzial.

Beim Verdampfen können sie helfen, die Nervenfunktion zu unterstützen, die Entspannung zu fördern und möglicherweise einen positiven Einfluss auf das Wohlbefinden der Betroffenen zu nehmen. Sie bieten nicht nur eine sanfte Unterstützung für den Körper, sondern können auch eine beruhigende Wirkung auf die Seele entfalten, die auf dem Weg der Heilung und Selbstakzeptanz so wichtig ist.

―――――

3. EPILEPSIE

Epilepsie ist eine neurologische Erkrankung, die durch wiederholte Anfälle gekennzeichnet ist. Diese entstehen durch eine plötzliche, unkontrollierte elektrische Aktivität im Gehirn, die je nach betroffenem Bereich unterschiedliche Symptome auslösen kann – von kurzen Bewusstseinspausen bis hin zu intensiven Muskelkrämpfen. Die Ursachen sind vielfältig und reichen von genetischen Faktoren bis hin zu Verletzungen oder Stoffwechselstörungen.

Psychosomatisch betrachtet kann Epilepsie symbolisch für ein „Überladen" des Systems stehen, bei dem sich angestaute Energie explosionsartig entlädt. Sie kann darauf hinweisen, dass wir unbewusste Konflikte oder Belastungen mit uns tragen, die keinen Ausdruck finden, bis sie in Form eines Anfalls „ausbrechen". Spirituell betrachtet fordert Epilepsie dazu auf, innere Spannungen zu lösen und eine harmonische Balance zwischen Körper, Geist und Seele herzustellen. Sie erinnert uns daran, dass Stabilität und Ruhe nicht nur körperlich, sondern auch emotional genährt werden müssen.

Eibisch ist eine sanfte Heilpflanze, die beruhigend auf das Nervensystem wirken kann. Beim Verdampfen hilft die Wurzel, das innere Gleichgewicht zu fördern und Spannungen abzubauen. Ihre milde, unterstützende Wirkung auf die Nerven kann dazu beitragen, einen Zustand der Entspannung zu fördern, der wichtig ist, um die Häufigkeit und Intensität von Anfällen positiv zu beeinflussen.

VIER
ENTZÜNDUNGEN

Zunächst möchte ich dir eine allgemeine Einführung in das Thema der Entzündungen geben. Sie sind eine natürliche Reaktion des Körpers, um auf Verletzungen, Infektionen oder andere Reize zu reagieren und damit Grundlage vieler Krankheitsbilder und Symptome.

Entzündungen dienen dazu, schädliche Substanzen zu bekämpfen und den Heilungsprozess einzuleiten. Doch wenn Entzündungen chronisch werden oder außer Kontrolle geraten, können sie den Körper belasten und langfristig Schaden verursachen. Symptome wie Rötung, Schwellung, Schmerz oder Wärme an der betroffenen Stelle sind deutliche Zeichen dafür, dass der Körper in Alarmbereitschaft ist.

Psychosomatisch betrachtet sind Entzündungen oft ein Ausdruck von innerem Konflikt oder unbewältigten Gefühlen, die „aufgeheizt" wurden. Sie können darauf hinweisen, dass wir uns gegen etwas wehren oder uns von etwas bedrängt fühlen. Spirituell betrachtet laden sie uns ein, innezuhalten und nach innen zu schauen, um die Ursachen dieser Unruhe zu erkennen und zu heilen.

Das Verdampfen von Heilpflanzen bietet eine sanfte Möglichkeit, den Körper bei der Heilung zu unterstützen. Je nach Ursache der Entzündung können antibakterielle, antivirale oder entzündungshemmende Pflanzen eingesetzt werden, die auf natürliche Weise wirken und den Körper wieder ins Gleichgewicht bringen.

Antibakteriell

Bakterielle Infektionen sind eine häufige Ursache für Entzündungen im Körper. Heilpflanzen mit antibakteriellen Eigenschaften können helfen, schädliche Bakterien zu bekämpfen und das Immunsystem zu stärken. Besonders wirksam sind:

Anis, Eukalyptus, Fenchel, Nelke, Melisse, Salbei, Schafgarbe, Thymian

Das Verdampfen dieser Pflanzen unterstützt dich dabei, bakterielle Entzündungen sanft zu lindern und deinem Körper die Möglichkeit zu geben, sich selbst zu regenerieren. Sie helfen dir, innere und äußere Belastungen loszulassen und wieder in einen Zustand der Ruhe und Stabilität zu gelangen.

Antioxidativ

Freie Radikale können entzündliche Prozesse im Körper fördern und die Zellen schädigen. Antioxidative Heilpflanzen wirken diesen Prozessen entgegen, indem sie die Zellen schützen und den Körper dabei unterstützen, oxidativen Stress zu reduzieren. Folgende Pflanzen sind besonders hilfreich:

Gotu Kola, Katzenkralle, Zistrose

Diese Pflanzen helfen dir, die Zellen deines Körpers zu schützen und die Regeneration anzuregen. Sie unterstützen nicht nur deinen physischen Heilungsprozess, sondern stärken auch deine innere Widerstandskraft und Energie.

Die Auslöser von Entzündungen

Virale Infektionen sind eine häufige Ursache für Entzündungen im Körper. Sie aktivieren das Immunsystem, das daraufhin mit Entzündungsreaktionen auf die viralen Eindringlinge reagiert. Diese Reaktionen sind Teil des Heilungsprozesses, können jedoch auch belastend für den Körper sein, insbesondere wenn die Entzündung länger anhält oder das Immunsystem überfordert ist.

Antivirale Heilpflanzen spielen eine wichtige Rolle, da sie nicht nur dabei helfen, Viren zu bekämpfen, sondern auch die entzündlichen Prozesse, die durch die Infektion ausgelöst werden, zu regulieren. Sie stärken das Immunsystem und unterstützen den Körper dabei, die Viren effizient zu eliminieren, ohne die Selbstheilungskräfte zu überlasten.

Antivirale Heilpflanzen können helfen, Viren zu bekämpfen und die Immunabwehr zu stärken. Besonders empfehlenswert sind *Katzenkralle und Königskerze*.

Das Verdampfen dieser Pflanzen wirkt unterstützend, um virale Belastungen zu lindern und den Körper wieder in Balance zu bringen. Sie erinnern dich daran, dass Heilung oft ein Prozess des Loslassens und der Erneuerung ist.

Die spezifischen Anwendungen für entzündliche Erkrankungen, die einzelne Organe betreffen, findest du in den entsprechenden Kapiteln zu den jeweiligen Organen.

FÜNF
ERKÄLTUNGSKRANKHEITEN

Erkältungskrankheiten gehören zu den häufigsten Beschwerden, die uns in der kalten Jahreszeit heimsuchen. Sie umfassen eine Vielzahl von Symptomen wie Halsentzündung, Husten, Heiserkeit, Schnupfen und sogar Fieber, die unseren Körper schwächen und uns zur Ruhe zwingen. Oft handelt es sich um eine Reaktion des Körpers auf äußere Belastungen wie Kälte oder Viren. Doch Erkältungen sind mehr als nur ein körperliches Phänomen. Sie haben oft auch eine tiefere Bedeutung – als Ausdruck unseres inneren Gleichgewichts und als Zeichen dafür, dass wir innehalten und auf uns selbst achten sollten.

Auf körperlicher Ebene kämpft das Immunsystem gegen Krankheitserreger und versucht, den Körper zu schützen und zu reinigen. Psychosomatisch gesehen können Erkältungen ein Hinweis darauf sein, dass wir zu viel Druck auf uns selbst ausüben, unausgesprochene Themen in uns tragen oder emotional „kalt" geworden sind. Spirituell betrachtet ist eine Erkältung oft eine Möglichkeit, sich zurückzuziehen, loszulassen und sich neu auszurichten.

Das Verdampfen von Heilpflanzen kann dabei helfen, den Heilungsprozess auf sanfte Weise zu unterstützen. Die Pflanzen wirken sowohl auf physischer als auch auf energetischer Ebene, indem sie Symptome lindern, das Immunsystem stärken und den Körper in seine natürliche Balance zurückführen. Im Folgenden gehen wir auf spezifische Beschwerden ein und zeigen, welche Heilpflanzen durch das Verdampfen am besten helfen können.

1. MIGRÄNE UND KOPFSCHMERZEN

Migräne ist eine neurologische Erkrankung, die mit starken Kopfschmerzen, Übelkeit und Lichtempfindlichkeit einhergeht. Psychosomatisch betrachtet kann sie ein Ausdruck von Druck oder Reizüberflutung sein. Spirituell lädt Migräne uns ein, nach innen zu schauen und eine Balance zwischen Aktivität und Ruhe zu finden.

Empfohlene Heilpflanzen:

Mariendistel, Pfefferminze, Melisse, Muskatellersalbei, Weidenrinde

Diese Pflanzen helfen, Schmerzen zu lindern und den Körper zu beruhigen.

――――

2. HALSENTZÜNDUNG

Eine Halsentzündung entsteht oft durch Reizungen oder Infektionen im Rachenbereich, die das Immunsystem herausfordern. Die Schleimhäute im Hals sind entzündet, was Schmerzen und Schluckbeschwerden verursacht. Auf psychosomatischer Ebene steht der Hals als Zentrum für Kommunikation. Eine Halsentzündung kann darauf hindeuten, dass wir etwas nicht aussprechen, unsere Stimme nicht erheben oder uns selbst nicht gehört fühlen. Spirituell betrachtet ist der Hals mit dem Kehlchakra verbunden, das für Ausdruck und Wahrheit steht. Blockaden in diesem Bereich können zu einer Halsentzündung führen.

Das Verdampfen bestimmter Heilpflanzen kann helfen, die Entzündung zu lindern und den Heilungsprozess zu fördern. Folgende Pflanzen sind besonders geeignet:

Andorn, Himbeerblätter, Mutterkraut

Mischung: „Halsweh adé"

Diese Pflanzen helfen dir, deinen Körper in einen Zustand der Heilung zu bringen. Sie wirken beruhigend und entzündungshemmend, sodass dein Hals sich erholen kann. Gleichzeitig laden sie dich ein, über das nachzudenken, was du zurückgehalten hast, und Wege zu finden, deine Wahrheit auszudrücken. Auf diese Weise unterstützt das Verdampfen dieser Pflanzen nicht nur deinen Körper, sondern bringt auch deinen Geist und deine Seele wieder ins Gleichgewicht. Es eröffnet dir die Möglichkeit, gestärkt und klarer aus dieser Erfahrung hervorzugehen.

―――――

3. HEISERKEIT

Heiserkeit ist ein Symptom, das häufig mit einer Überlastung oder Reizung der Stimmbänder einhergeht. Der Klang unserer Stimme verändert sich, sie wird brüchig oder verschwindet ganz. Körperlich gesehen entsteht Heiserkeit durch Überbeanspruchung, Trockenheit oder Entzündungen im Kehlkopfbereich. Sie kann aber auch ein Hinweis darauf sein, dass wir unseren Ausdruck überstrapaziert haben, zu viel gesprochen oder unsere Stimme „missbraucht" haben, um Dinge zu sagen, die nicht mit unserem Inneren übereinstimmen.

Auf psychosomatischer Ebene steht Heiserkeit symbolisch dafür, dass unsere Stimme uns verlassen hat – vielleicht, weil wir uns selbst nicht mehr richtig ausdrücken können oder uns unsicher fühlen, das auszusprechen, was in uns ist. Spirituell ist sie ein Hinweis darauf, das Kehlchakra zu klären und die Verbindung zwischen innerer Wahrheit und äußerem Ausdruck wiederherzustellen.

Besonders hilft der *Muskatellersalbei.*

Wenn du ihn gleich bei den ersten Anzeichen der Symptome anwendest, kannst du ein Ausbrechen der Krankheit damit verhindern.

Er wirkt wohltuend und hilft dir dabei, deine Stimme wiederzufinden – nicht nur auf physischer, sondern auch auf energetischer Ebene.

Er lädt dich ein, innezuhalten und bewusst zu reflektieren, wie du dich ausdrückst. So entsteht eine Harmonie zwischen deinem physischen und energetischen Sein, die dir ermöglicht, gestärkt und in deiner Wahrheit zu sprechen.

---

4. HUSTEN

Husten ist ein Mechanismus des Körpers, um die Atemwege von Fremdkörpern, Schleim oder Reizstoffen zu befreien. Ein produktiver Husten hilft, Schleim aus den Bronchien zu lösen, während ein trockener Reizhusten oft krampfartig ist und die Schleimhäute weiter reizt. Auf psychosomatischer Ebene kann Husten ein Zeichen dafür sein, dass wir etwas „loswerden" wollen – sei es emotionaler Ballast, unverarbeitete Erfahrungen oder sogar ungesagte Worte. Spirituell gesehen kann Husten auf Blockaden im Hals- oder Herzchakra hinweisen, die durch ungelöste Themen belastet werden.

Das Verdampfen bestimmter Heilpflanzen kann den Hustenreiz lindern, die Atemwege beruhigen und das Abhusten erleichtern.

Für **schleimlösenden Husten** eignen sich besonders:

Andorn, Anis, Eukalyptus, Fenchel, Kleines Habichtskraut, Klatschmohn, Königskerzenblüten, Lobelie, Thymian

Mischung: „Hustenlöser"

Für **krampfartigen oder trockenen Reizhusten** bieten sich folgende Pflanzen an:

Anis, Basilikum, Klatschmohn, Nelke, Kamillenblüten, Mutterkraut, Schafgarbe, Thymian

Mischung: „Reizfrei"

Diese Pflanzen helfen deinem Körper, die Atemwege zu klären und die Heilung zu fördern. Sie laden dich ein, tiefer zu atmen und alles, was dich belastet, bewusst loszulassen. Indem du dich auf diesen Prozess einlässt, findest du nicht nur Erleichterung auf körperlicher Ebene, sondern schaffst auch Raum für Klarheit und Leichtigkeit in deinem Inneren.

Wichtig ist, dass du zusätzlich zum Verdampfen viel Flüssigkeit in Form von Kräutertee oder Quellwasser zu dir nimmst. Es ist außerdem ratsam, regelmäßig über Wasserdampf zu inhalieren, um die Schleimhäute feucht zu halten. Besonders bei Erkältungskrankheiten, bei denen die Schleimhäute der Atemwege bereits belastet sind, sollte das Vaporisieren nicht zu häufig angewendet werden. Zwar versorgt es die Schleimhäute mit wertvollen Wirkstoffen, kann sie aber bei zu häufiger Anwendung austrocknen, was den Heilungsprozess beeinträchtigen könnte. Achte daher auf eine ausgewogene und achtsame Anwendung, die deinen Heilungsprozess optimal unterstützt.

———

5. KEUCHHUSTEN

Keuchhusten, auch Pertussis genannt, ist eine bakterielle Infektionskrankheit, die vor allem die Atemwege betrifft. Sie ist durch schwere, anfallsartige Hustenattacken gekennzeichnet, die oft von einem keuchenden Einatmen begleitet werden.

Psychosomatisch betrachtet kann Keuchhusten symbolisch dafür stehen, dass wir etwas „aus uns heraus husten" möchten – sei es unterdrückte Wut, Stress oder emotionale Belastungen Spirituell lädt diese Erkrankung uns ein, den Atem als Quelle des Lebens zu betrachten und uns wieder mit unserem natürlichen Rhythmus zu verbinden. Der Atem repräsentiert unsere Lebensenergie, und Keuchhusten fordert uns auf, die Barrieren loszulassen, die diesen Fluss blockieren.

Rotklee ist eine Heilpflanze, die durch ihre entzündungshemmenden und beruhigenden Eigenschaften eine wertvolle Unterstützung bei Keuchhusten sein kann. Beim Verdampfen wirkt sie lindernd auf die gereizten Atemwege und unterstützt die Heilung. Die Rotkleeblüten helfen, die Schleimhäute zu beruhigen, und trägt dazu bei, den Atem wieder freier fließen zu lassen. So schenkt er nicht nur Erleichterung für den Körper, sondern auch eine innere Ruhe, die den Heilungsprozess auf allen Ebenen unterstützt.

Aber auch die anderen Heilpflanzen, die bei Erkrankungen der Atemwege heilend wirken, können in diesem Zusammenhang ergänzend angewendet werden.

6. BRONCHITIS (AKUT)

Akute Bronchitis entsteht oft durch eine Infektion der Atemwege und führt zu Entzündungen in den Bronchien. Der Körper produziert vermehrt Schleim, um Krankheitserreger auszuspülen, was das Atmen erschweren kann. Auf psychosomatischer Ebene steht Bronchitis für eine Überforderung des Systems – ein Hinweis darauf, dass du dir zu viel zugemutet hast. Spirituell gesehen könnte Bronchitis darauf hinweisen, dass dein Energiefluss im Bereich des Herz- oder Kehlchakras blockiert ist und die Verbindung zwischen Herz und Atem neu gestärkt werden möchte.

Das Verdampfen bestimmter Heilpflanzen kann die Atemwege beruhigen, die Schleimhäute regenerieren und den Schleim lösen. Besonders wirksam sind:

Eibisch, Eukalyptus, Ginkgo, Königskerzenblüten, Schafgarbe, Thymian

Mischung: „Durchatmen"

Diese Pflanzen helfen dir, wieder frei zu atmen, sowohl physisch als auch energetisch. Sie erinnern dich daran, dir selbst Pausen zu gönnen und den Fluss des Lebens wieder bewusst wahrzunehmen. Mit jedem Atemzug schaffst du Raum für Heilung und neue Energie, dennoch empfehle ich dir nicht öfter als 1–2-mal am Tag zu vaporisieren, damit deine Atemwege nicht zu trocken werden und zusätzlich viel Flüssigkeit zu dir zu nehmen.

---

7. SCHNUPFEN

Schnupfen entsteht durch Entzündungen der Nasenschleimhäute, häufig ausgelöst durch Viren oder Allergien. Dein Körper versucht, die Atemwege zu reinigen, indem er vermehrt Schleim produziert. Psychosomatisch gesehen kann Schnupfen darauf hindeuten, dass du dich „von etwas distanzierst" oder dass du dich von äußeren Einflüssen überwältigt fühlst. Spirituell ist es ein Zeichen, die Verbindung zur eigenen inneren Mitte wiederzufinden.

Das Verdampfen von Heilpflanzen hilft, die Atemwege zu öffnen, die Schleimhäute zu beruhigen und das Atmen zu erleichtern. Besonders geeignet sind:

Anis, Eukalyptus, Pfefferminze (diese befreit die verstopfte Nase, indem sie die angeschwollenen Schleimhäute abschwellen lässt)

Mischung: „Schnupfnase adé"

Diese Pflanzen helfen dir, nicht nur körperlich freier zu atmen, sondern auch loszulassen, was dich belastet. Sie öffnen den Weg zu einem klaren Geist und einem gestärkten Körper, sodass du dich wieder mit deiner inneren Ruhe verbinden kannst.

---

8. FIEBER

Fieber ist eine natürliche Reaktion des Körpers, um Infektionen zu bekämpfen. Es aktiviert das Immunsystem und beschleunigt den Heilungsprozess. Psychosomatisch gesehen kann Fieber darauf hinweisen, dass du „innerlich brennst" – sei es durch emotionale Überforderung, Wut oder aufgestaute Energie. Spirituell wird Fieber oft als ein reinigender Prozess betrachtet, der dich dazu auffordert, loszulassen und dich zu regenerieren.

Das Verdampfen bestimmter Heilpflanzen kann helfen, die Temperatur sanft zu senken und den Körper zu beruhigen. Empfehlenswerte Pflanzen sind:

Angelikawurzel, Guarana, Himbeerblätter, Kamillenblüten, Katzenminze, Linde, Mädesüß, Weide

Mischung: „Runter-kühlen"

Diese Pflanzen helfen dir, dich körperlich zu stabilisieren und den reinigenden Prozess des Fiebers zu begleiten. Sie erinnern dich daran, dass Heilung oft eine Phase des Rückzugs und der Erneuerung braucht, um gestärkt wieder hervorzugehen.

Bitte denke daran bei Fieber viel Flüssigkeit zu dir zu nehmen, damit die Krankheitserreger aus dem Körper ausgespült werden können.

9. IMMUNSYSTEM STÄRKEND

Ein starkes Immunsystem ist die Grundlage für Gesundheit und Wohlbe-finden. Wenn das Immunsystem geschwächt ist, fehlt dem Körper die Kraft, sich gegen Krankheitserreger zu wehren. Psychosomatisch betrachtet kann ein schwaches Immunsystem darauf hinweisen, dass du dich ausgelaugt fühlst oder deine Grenzen nicht ausreichend schützt. Spirituell lädt dich ein geschwächtes Immunsystem dazu ein, deine Verbindung zur eigenen Lebensenergie zu stärken.

Folgende Heilpflanzen können durch Verdampfen die Immunabwehr unterstützen:

Gotu Kola, Himbeerblätter, Rosmarin, Sonnenhut

Diese Pflanzen stärken deine körpereigene Abwehr und geben dir die Kraft, dich gegen äußere und innere Belastungen zu behaupten. Sie helfen dir, dein Immunsystem nicht nur körperlich zu aktivieren, sondern auch dein energetisches Schutzfeld zu stärken, sodass du dich wieder voller Vitalität und Lebenskraft fühlen kannst.

SECHS
ALLERGIEN DER ATEMWEGE

Allergien der Atemwege zählen zu den häufigsten chronischen Beschwerden unserer Zeit. Sie umfassen eine Vielzahl von Symptomen, die durch eine Überreaktion des Immunsystems auf eigentlich harmlose Substanzen ausgelöst werden. Heuschnupfen, Hausstaub- oder Tierhaarallergien sind Beispiele für solche Reaktionen, bei denen der Körper Pollen, Staub oder Tierhaare als Bedrohung einstuft und mit Entzündungen und übermäßiger Schleimbildung in den Atemwegen reagiert.

Psychosomatisch betrachtet können Atemwegsallergien darauf hinweisen, dass wir innerlich auf Abwehr eingestellt sind, vielleicht bestimmte Menschen oder Situationen nicht akzeptieren können. Sie symbolisieren oft, dass wir „keine Luft bekommen", sei es durch äußeren Druck oder innere Blockaden. Spirituell sind Allergien ein Hinweis darauf, die Verbindung zur eigenen Mitte zu stärken und das Vertrauen ins Leben wiederherzustellen.

Das Verdampfen von Heilpflanzen kann helfen, die Atemwege zu beruhigen, Entzündungen zu lindern und die Heilung zu fördern. Es unterstützt nicht nur den Körper, sondern wirkt auch harmonisierend auf Geist und Seele. Im Folgenden gehen wir auf spezifische Beschwerden ein und zeigen, wie Heilpflanzen bei Allergien der Atemwege helfen können.

1. CHRONISCHE ATEMWEGSERKRANKUNGEN (ALLERGIEN)

Chronische Atemwegserkrankungen wie Heuschnupfen, Hausstaub- und Tierhaarallergien treten durch die Reizüberflutung der Schleimhäute auf. Der Körper reagiert mit einer Überproduktion von Histaminen, was zu Symptomen wie verstopfter Nase, tränenden Augen und Atembeschwerden führt. Psychosomatisch spiegeln solche Allergien oft eine Überempfindlichkeit wider – sei es gegenüber der Umwelt, Beziehungen oder inneren Konflikten. Spirituell gesehen laden sie uns ein, Grenzen auf sanfte Weise zu setzen und mit unserem inneren Frieden zu schließen.

Das Verdampfen von Heilpflanzen kann dabei helfen, die Atemwege zu öffnen und die überreizten Schleimhäute zu beruhigen. Besonders wirksam sind:

Königskerzenblüten, Lobelie, Pfefferminze, Mutterkraut (lindert die Entzündlichkeit)

Mischung: „Durchatmen"

Diese Pflanzen unterstützen deinen Körper darin, die Schleimhäute zu regenerieren und die allergische Reaktion abzumildern. Sie helfen dir, nicht nur körperlich freier zu atmen, sondern auch innerlich loszulassen und dich mit deiner Umgebung in Harmonie zu bringen. Durch das Verdampfen schaffst du Raum für neue Leichtigkeit und Gelassenheit.

———

2. ASTHMA

Asthma ist eine chronische Atemwegserkrankung, die durch eine Verengung der Bronchien gekennzeichnet ist. Diese führt zu Atemnot, Hustenanfällen und einem Engegefühl in der Brust. Häufig wird Asthma durch Allergene, Stress oder körperliche Anstrengung ausgelöst. Psychosomatisch kann Asthma als Ausdruck dafür stehen, dass wir uns eingeengt fühlen oder Schwierigkeiten haben, unsere Bedürfnisse und Gefühle frei auszudrücken. Spirituell fordert Asthma uns auf, das Vertrauen in den Fluss des Lebens zurückzugewinnen und den Atem als Verbindung zu unserer inneren Kraft wahrzunehmen.

Das Verdampfen von Heilpflanzen kann die Atemwege entspannen, die Entzündung reduzieren und die Bronchien erweitern. Besonders hilfreich sind:

Eukalyptus, Fenchel, Ginkgo, Königskerze, Lobelie, Mädesüß, Mutterkraut, Nachtkerzenblüten, Rotkleeblüten

Mischung „Durchatmen"

Diese Pflanzen helfen deinem Körper, den Atem zu erleichtern und die Lebensenergie wieder frei fließen zu lassen. Sie unterstützen dich dabei, die Enge loszulassen und innerlich wie äußerlich Raum für Freiheit und Lebendigkeit zu schaffen. Mit jedem Atemzug stärkst du die Verbindung zu deinem inneren Gleichgewicht.

––––––

3. BRONCHITIS (CHRONISCH)

Chronische Bronchitis ist eine lang anhaltende Entzündung der Bronchien, die oft mit einer übermäßigen Schleimbildung und anhaltendem Husten einhergeht. Im Gegensatz zur akuten Bronchitis erfordert die chronische Form eine regelmäßige Behandlung, um die Atemwege dauerhaft zu entlasten. Psychosomatisch betrachtet steht chronische Bronchitis für das Festhalten an alten, belastenden Themen, die uns immer wieder aufs Neue einholen. Spirituell gesehen lädt sie uns ein, alte Muster loszulassen und die Selbstheilungskräfte zu aktivieren.

Die Behandlung entspricht der einer akuten Bronchitis (siehe im Kapitel: Erkältungskrankheiten), wobei das Verdampfen einmal täglich für 5–10 Minuten durchgeführt werden sollte.

SIEBEN
KNOCHEN UND GELENKE

Unsere Knochen und Gelenke tragen uns durchs Leben und ermöglichen uns Bewegung, Flexibilität und Stabilität. Wenn es in diesem Bereich zu Beschwerden kommt, ist das oft ein Hinweis darauf, dass wir innehalten und auf die Bedürfnisse unseres Körpers hören sollten. Gicht, Rheuma und Arthritis gehören zu den häufigsten Erkrankungen, die Knochen und Gelenke betreffen. Sie sind nicht nur schmerzhaft, sondern können auch unsere Bewegungsfreiheit erheblich einschränken und die Lebensqualität mindern.

Psychosomatisch betrachtet spiegeln Beschwerden an Knochen und Gelenken oft innere Belastungen wider. Gicht kann ein Zeichen dafür sein, dass wir etwas „festhalten" oder uns mit alten Mustern belasten. Rheuma deutet häufig auf tief sitzende Emotionen wie Wut oder Trauer hin, die nicht verarbeitet wurden, und Arthritis kann für mangelnde Flexibilität oder Stagnation im Leben stehen. Spirituell gesehen laden uns diese Beschwerden ein, Altes loszulassen, neue Wege zu gehen und wieder in den Fluss des Lebens zu finden.

Das Verdampfen von Heilpflanzen bietet eine sanfte und natürliche Möglichkeit, Schmerzen zu lindern, Entzündungen zu reduzieren und den Heilungsprozess zu unterstützen. Im Folgenden betrachten wir die häufigsten Beschwerden und zeigen, welche Heilpflanzen besonders wirksam sind.

1. GICHT

Gicht entsteht durch eine erhöhte Konzentration von Harnsäure im Blut, die sich in Form von Kristallen in den Gelenken ablagert und dort schmerzhafte Entzündungen verursacht. Häufig tritt Gicht durch falsche Ernährung oder einen unausgeglichenen Lebensstil auf. Psychosomatisch betrachtet kann Gicht ein Hinweis darauf sein, dass wir etwas im Leben „nicht loslassen können" oder dass wir uns selbst unnötig belasten. Spirituell fordert sie uns auf, die Leichtigkeit wiederzuentdecken und ballastfreier zu leben.

Folgende Heilpflanzen eignen sich besonders gut zur Unterstützung:

Goldrute, Mädesüß, Mutterkraut

Diese Pflanzen helfen dabei, die Entzündung zu lindern und den Körper zu entlasten, indem sie die Ausscheidung von Harnsäure unterstützen. Sie laden dich ein, deinen Körper von innen heraus zu reinigen und alte Muster loszulassen, die dir nicht mehr dienen.

———

2. RHEUMA

Rheuma ist eine entzündliche Erkrankung, die die Gelenke und das umliegende Gewebe betrifft. Sie äußert sich durch Schmerzen, Schwellungen und Bewegungseinschränkungen. Psychosomatisch kann Rheuma tief sitzende Emotionen wie ungelöste Wut oder Trauer symbolisieren. Diese Emotionen „setzen sich fest" und verhindern den freien Fluss der Lebensenergie. Spirituell gesehen lädt Rheuma uns ein, die emotionale Last zu erkennen und zu transformieren, um wieder Leichtigkeit und Beweglichkeit zu finden.

Heilpflanzen, die sich zur Unterstützung bei Rheuma eignen, sind:

Angelikawurzel, Eisenkraut, Goldrute, Himbeerblätter, Mutterkraut, Weidenrinde

Diese Pflanzen wirken entzündungshemmend, schmerzlindernd und ausgleichend. Sie helfen deinem Körper, die Entzündung zu beruhigen und die Energie in deinem Inneren wieder in Bewegung zu bringen. Durch das

Verdampfen kannst du nicht nur körperliche Erleichterung erfahren, sondern auch emotionale Blockaden lösen, die dich belasten.

––––––

3. ARTHRITIS

Arthritis ist eine chronische Gelenkerkrankung, die durch Entzündungen und Schädigungen der Gelenke gekennzeichnet ist. Die Symptome reichen von Schmerzen und Schwellungen bis hin zu Bewegungseinschränkungen. Psychosomatisch kann Arthritis für mangelnde Flexibilität oder das Gefühl stehen, in bestimmten Lebensbereichen „festzustecken". Spirituell betrachtet fordert sie uns auf mehr Beweglichkeit – sowohl körperlich als auch geistig – zuzulassen und neue Wege zu gehen.

Eine besonders hilfreiche Heilpflanze bei Arthritis ist der *Rotklee*.

Seine Blüten unterstützen den Körper dabei, die Entzündung zu lindern und die Heilung des Gewebes zu fördern. Gleichzeitig lädt er dich ein, offen für Veränderung zu sein und mehr Flexibilität in dein Leben zu bringen. Durch das Verdampfen dieser Pflanze kannst du die Heilung auf körperlicher und spiritueller Ebene unterstützen.

ACHT
VERDAUUNG

Die Verdauung ist ein zentraler Prozess in unserem Körper, der nicht nur für die Verarbeitung von Nahrung, sondern auch für unser allgemeines Wohlbefinden verantwortlich ist. Ein gut funktionierendes Verdauungssystem schenkt uns Energie, Leichtigkeit und Stabilität. Beschwerden wie Magenkrämpfe, Blähungen oder Durchfall zeigen hingegen, dass unser Verdauungssystem aus dem Gleichgewicht geraten ist und Unterstützung braucht.

Psychosomatisch betrachtet können Verdauungsprobleme darauf hindeuten, dass wir Schwierigkeiten haben, etwas im Leben zu „verdauen" oder loszulassen. Sie spiegeln oft emotionale Belastungen oder ungelöste Konflikte wider. Spirituell gesehen ist die Verdauung eng mit unserem Solarplexus-Chakra verbunden, das für Selbstbewusstsein, Kraft und das Vertrauen in die eigene Fähigkeit, das Leben zu meistern, steht.

Das Verdampfen von Heilpflanzen kann helfen, die Verdauung zu regulieren, Beschwerden zu lindern und den Körper in Balance zu bringen. Jede Pflanze wirkt auf ihre Weise beruhigend, entkrampfend oder anregend und unterstützt nicht nur die physische Heilung, sondern auch die emotionale und energetische Stabilität.

1. MAGENBESCHWERDEN

Magenbeschwerden äußern sich oft durch ein unangenehmes Gefühl im Oberbauch, Sodbrennen oder allgemeine Unruhe im Magen. Sie können durch Stress, ungesunde Ernährung oder emotionale Belastungen ausgelöst werden. Psychosomatisch betrachtet spiegelt ein gereizter Magen oft, dass wir etwas „nicht schlucken können" – sei es eine Situation, ein Konflikt oder eine Emotion.

Folgende Heilpflanzen können den Magen beruhigen:

Eisenkraut und Hopfenblüten

Diese Pflanzen helfen dabei, die Magenschleimhäute zu beruhigen und ein Gefühl von Leichtigkeit zu fördern. Sie laden dich ein, innerlich zur Ruhe zu kommen und Belastungen loszulassen.

––––––

2. MAGENKRÄMPFE

Magenkrämpfe sind ein Zeichen für starke Anspannung in der Muskulatur des Magens, häufig ausgelöst durch Stress oder unverarbeitete Emotionen. Sie stehen symbolisch dafür, dass etwas „festgehalten" wird, das uns belastet.

Eine bewährte Heilpflanze zur Linderung von Magenkrämpfen ist die *Kamille*.

Besonders empfehle ich die *Mischung „Entspannt verdaut"*. Diese Kombination hilft, die Muskulatur zu entspannen und den Magen zu beruhigen.

––––––

3. BLÄHUNGEN

Blähungen entstehen durch eine übermäßige Gasbildung im Verdauungstrakt, häufig verursacht durch schwer verdauliche Nahrung oder eine gestörte Darmflora. Psychosomatisch betrachtet können sie darauf hinweisen, dass wir uns „aufgebläht" fühlen – sei es durch äußeren Druck oder durch Dinge, die wir emotional nicht loslassen können.

Folgende Heilpflanzen sind besonders hilfreich:

Anis, Eibisch, Fenchel, Kamille, Wurzelpetersilie, Ysop

Auch hier kann die *Mischung „Entspannt verdaut"* die Verdauung auf sanfte Weise regulieren.

———

4. ERBRECHEN

Erbrechen ist eine Abwehrreaktion des Körpers, um schädliche oder unverträgliche Substanzen loszuwerden. Psychosomatisch betrachtet steht Erbrechen oft dafür, dass wir uns „überfordert" fühlen oder etwas loswerden möchten, das wir nicht verarbeiten können.

Eine Heilpflanze, die bei Erbrechen schnell lindernd wirkt, ist die *Gewürznelke*.

———

5. ÜBELKEIT

Übelkeit kann viele Ursachen haben, von Verdauungsproblemen bis hin zu Stress oder innerer Unruhe. Sie zeigt an, dass unser System aus dem Gleichgewicht geraten ist und eine Pause braucht.

Empfohlene Heilpflanzen sind:

Nelke und Ingwer

Diese Pflanzen wirken beruhigend auf den Magen und helfen dir, innerlich wieder in Balance zu kommen.

———

6. DURCHFALL

Durchfall ist eine Reaktion des Körpers, um Schadstoffe oder Krankheitserreger schnell auszuscheiden. Psychosomatisch betrachtet kann er ein Zeichen dafür sein, dass wir etwas „zu schnell loslassen" oder uns überfordert fühlen.

Folgende Heilpflanzen können Durchfall lindern:

Eisenkraut, Grüner Tee (oder Schwarzer Tee)

Die Mischung *„Durchgefallen adé"* unterstützt dich dabei, deinen Darm zu beruhigen und die Verdauung zu stabilisieren.

---

7. MUNDGERUCH

Mundgeruch entsteht oft durch eine gestörte Balance der Mundflora oder Verdauungsprobleme. Psychosomatisch betrachtet kann er darauf hinweisen, dass wir uns mit etwas unwohl fühlen, das „ausgesprochen" oder bearbeitet werden möchte.

Heilpflanzen, die bei Mundgeruch helfen, sind:

Beifuß, Nelke, Wermut

---

8. APPETITANREGEND/-LOSIGKEIT

Ein gestörter Appetit kann sowohl körperliche als auch emotionale Ursachen haben. Manchmal haben wir „keinen Hunger auf das Leben", weil wir uns überfordert oder leer fühlen. Heilpflanzen können helfen, den Appetit sanft zu regulieren und die Lebensfreude zurückzubringen.

Besonders hilfreich sind:

Eisenkraut, Fenchel, Nelke, Ingwer

---

9. APPETITZÜGELUNG

Manchmal ist es wichtig, den Appetit zu zügeln, um den Körper zu entlasten oder eine bewusste Ernährungsumstellung zu unterstützen.

Geeignete Heilpflanzen dafür sind:

Afrikanisches Löwenohr (Wild Dagga), Sibirisches Herzgespann (Marihuanilla)

NEUN
BLUT, KREISLAUF UND VITALITÄT

Blut und Kreislauf bilden das Fundament unserer Vitalität und Gesundheit. Das Blut transportiert Sauerstoff und Nährstoffe zu den Zellen, entsorgt Abfallstoffe und verbindet alle Organe miteinander. Der Kreislauf sorgt dafür, dass das Blut in Bewegung bleibt und jede Zelle erreicht. Wenn dieses System aus dem Gleichgewicht gerät, können vielfältige Beschwerden entstehen – von Bluthochdruck und Herzproblemen bis hin zu Durchblutungsstörungen.

Psychosomatisch gesehen repräsentiert das Blut den Fluss des Lebens. Probleme im Blut oder Kreislauf können darauf hinweisen, dass wir uns „festgefahren" fühlen oder dass wir Schwierigkeiten haben, im Fluss des Lebens zu bleiben. Spirituell betrachtet steht ein gesundes Kreislaufsystem für Balance, Lebenskraft und den harmonischen Austausch von Energie.

Das Verdampfen von Heilpflanzen bietet eine sanfte Möglichkeit, das Blut und den Kreislauf zu unterstützen, Beschwerden zu lindern und die Vitalität wiederherzustellen. Ob blutreinigend, herzstärkend oder durchblutungsfördernd – Heilpflanzen wirken auf vielen Ebenen und bringen Körper, Geist und Seele wieder ins Gleichgewicht.

Das Blut

Das Blut übernimmt lebenswichtige Aufgaben im Körper, von der Sauerstoffversorgung bis zur Immunabwehr. Heilpflanzen können das Blut auf vielfältige Weise unterstützen, indem sie es reinigen, bilden oder verdünnen.

Blutbildend wirken: *Andorn, Einjähriger Beifuß (Artemisia annua), Beifuß*

Blutreinigend wirken: *Einjähriger Beifuß (Artemisia annua), Beifuß, Goldrute, Himbeerblätter, Wermut, Zinnkraut*

Blutstillend wirkt insbesondere die *Schafgarbe*.

Blutverdünnend wirkt die *Weidenrinde*.

Gefäßerweiternd wirken *Grüner Tee und Waldmeister*.

Das Verdampfen dieser Pflanzen unterstützt das Blut dabei, seine lebenswichtigen Funktionen optimal zu erfüllen und fördert gleichzeitig die Regeneration des gesamten Körpers.

―――――

1. DER BLUTDRUCK UND KREISLAUF

Ein stabiler Blutdruck und ein funktionierendes Kreislaufsystem sind entscheidend für die Gesundheit. Ungleichgewichte können zu Beschwerden wie Bluthochdruck, Herzproblemen oder Durchblutungsstörungen führen. Heilpflanzen können helfen, den Kreislauf zu regulieren, das Herz zu stärken und die Vitalität zu fördern.

Der Blutdruck und der Kreislauf spiegeln auf körperlicher, psychosomatischer und spiritueller Ebene den Fluss des Lebens wider. Sie stehen symbolisch für unsere Fähigkeit, mit den Herausforderungen des Lebens umzugehen und uns den natürlichen Rhythmen hinzugeben. Ein gesunder Blutdruck zeigt, dass wir im Einklang mit uns selbst sind und unser Lebensfluss frei fließt. Probleme in diesem Bereich können jedoch auf emotionale oder energetische Blockaden hinweisen.

Wenn der Blutdruck zu hoch ist, spiegelt das oft einen inneren Druck oder das Bedürfnis nach Kontrolle wider. Ein niedriger Blutdruck hingegen zeigt, dass wir uns möglicherweise erschöpft fühlen oder uns zurückziehen. Kreislaufstörungen deuten darauf hin, dass wir aus der Balance geraten sind und uns wieder mit unserer inneren Kraft verbinden dürfen. Spirituell betrachtet laden uns diese Beschwerden dazu ein, innezuhalten, die Verbindung zu unserem Herzen zu stärken und wieder in den harmonischen Fluss des Lebens einzutauchen.

Blutdrucksenkend wirken: *Herzgespann, Afr. Löwenohr, Sibirisches Herzgespann, Nachtkerzenblüten*

Herzstärkend wirken: *Rosmarin, Weißdorn, Schlangenwurzel*

Pulssenkend wirken: *Herzgespann, Afr. Löwenohr, Sibirisches Herzgespann*

Durchblutungsfördernd wirken: *Ginkgo und Rosmarin*

Besonders hilfreich ist die *Mischung „Drucklos"*, die den Blutdruck reguliert, den Puls beruhigt und das Herz stärkt.

———

2. OHRINFARKT UND TINNITUS

Der Ohrinfarkt, auch als plötzlicher Hörverlust oder Hörsturz bekannt, ist ein abrupt auftretender Verlust des Hörvermögens, der meist nur ein Ohr betrifft. Er ist häufig mit einem Druckgefühl, Tinnitus oder Schwindel verbunden. Körperlich ist er oft auf eine gestörte Durchblutung im Innenohr zurückzuführen, die zu einem Sauerstoffmangel und einer vorübergehenden Funktionsstörung führt. Stress, Gefäßverengungen oder entzündliche Prozesse können diese Durchblutungsstörungen auslösen.

Psychisch betrachtet ist ein Ohrinfarkt oft ein Zeichen von Überforderung oder emotionalem Druck. Er zeigt, dass wir uns von äußeren Reizen oder inneren Konflikten überwältigt fühlen. Spirituell gesehen fordert er uns auf, innezuhalten und die Verbindung zu unserer inneren Stimme wiederherzustellen. Er lädt dazu ein, die leisen Botschaften des Lebens wahrzunehmen und sich von der Reizüberflutung zurückzuziehen.

Tinnitus äußert sich als ständiges Ohrgeräusch – ein Rauschen, Pfeifen oder Summen, das von außen nicht wahrnehmbar ist. Körperlich kann Tinnitus durch Durchblutungsstörungen, Lärmbelastung oder Verspannungen im Nacken- und Kieferbereich verursacht werden. Auch Stress ist ein häufiger Auslöser, da er den Blutfluss beeinträchtigt und die Reizverarbeitung im Gehirn stört.

Psychosomatisch betrachtet kann Tinnitus ein Ausdruck davon sein, dass uns etwas „im Ohr liegt" oder wir uns von äußeren Reizen überwältigt fühlen. Spirituell gesehen lädt Tinnitus dazu ein, nach innen zu lauschen und die Stille in uns zu finden. Die ständigen Geräusche sind eine Aufforderung, innezuhalten und die innere Balance wiederherzustellen.

Bei Tinnitus oder Ohrinfarkt kann *Ginkgo* den Heilungsprozess unterstützen, indem er die Durchblutung fördert. Er wird bei 130 Grad verdampft und kann gut mit anderen Heilpflanzen wie Rosmarin kombiniert werden, da er allein keinen besonders angenehmen Geschmack aufweist.

———

3. BLUTKREBS

Blutkrebs, medizinisch als Leukämie bekannt, ist eine Erkrankung des Blutes, bei der die Produktion und Funktion der weißen Blutkörperchen gestört ist. Diese Zellen vermehren sich unkontrolliert und verdrängen gesunde Blutzellen, wodurch das Immunsystem geschwächt und die normale Blutbildung stark beeinträchtigt wird. Die Symptome von Blutkrebs sind vielfältig und umfassen extreme Müdigkeit, Infektanfälligkeit, Blutungsneigung, Gewichtsverlust und Schmerzen, insbesondere in den Knochen.

Auf körperlicher Ebene entsteht ein Ungleichgewicht im Knochenmark, wo die Blutzellen gebildet werden. Durch die Überproduktion unreifer weißer Blutkörperchen gerät das gesamte System aus dem Gleichgewicht – die Sauerstoffversorgung wird gestört, das Immunsystem geschwächt und die Blutgerinnung beeinträchtigt.

Psychosomatisch betrachtet kann Blutkrebs ein Ausdruck dafür sein, dass der innere Fluss gestört ist. Es scheint, als ob der Körper im ständigen Kampfmodus verharrt und keine Balance finden kann. Auf emotionaler Ebene könnte dies bedeuten, dass tief sitzende, unverarbeitete Themen oder ein Gefühl der Überforderung den Lebensfluss blockieren.

Spirituell betrachtet lädt uns Blutkrebs dazu ein, innezuhalten und den Kreislauf des Lebens zu reflektieren. Blut steht symbolisch für unsere Lebensenergie und unsere Verbindung zum großen Ganzen. Die Erkrankung kann eine Aufforderung sein, alte Muster loszulassen und sich für einen Prozess der Erneuerung und Heilung zu öffnen.

Das Verdampfen von Heilpflanzen kann den Körper sanft unterstützen. Besonders hilfreich ist hier der *Einjährige Beifuß (Artemisia annua)*, der für seine stark reinigenden und regenerierenden Eigenschaften bekannt ist. Diese Pflanze hilft, den Körper zu entlasten und das innere Gleichgewicht wiederherzustellen.

LEBER UND GALLE

Die Leber und die Galle arbeiten Hand in Hand, um unseren Körper gesund und funktionsfähig zu halten. Die Leber ist das zentrale Entgiftungsorgan des Körpers und filtert schädliche Stoffe aus dem Blut. Gleichzeitig produziert sie die Galle, die für die Fettverdauung und die Ausscheidung von Giftstoffen essenziell ist. Probleme in diesen Bereichen können sich durch Verdauungsbeschwerden, Müdigkeit oder allgemeines Unwohlsein äußern.

Psychosomatisch gesehen repräsentieren Leber und Galle oft unsere Fähigkeit, Ärger, Wut und Frustration zu verarbeiten. Eine überlastete Leber kann auf unterdrückte Emotionen hinweisen, während Gallenprobleme oft symbolisieren, dass wir „etwas nicht schlucken" können. Spirituell betrachtet steht eine gesunde Leber für Lebensfreude und Kreativität, während eine gut funktionierende Galle uns dabei hilft, emotional im Gleichgewicht zu bleiben.

Das Verdampfen von Heilpflanzen kann die Leber- und Gallenfunktion auf sanfte Weise unterstützen. Je nach Beschwerdebild helfen sie, die Verdauung zu fördern, Entzündungen zu lindern oder die Entgiftung zu stärken.

1. GALLENBLASENENTZÜNDUNG

Eine Gallenblasenentzündung entsteht häufig durch Gallensteine, die den Abfluss der Galle blockieren. Symptome wie Schmerzen im rechten Oberbauch, Übelkeit und Fieber weisen auf diese Erkrankung hin. Körperlich ist sie ein Zeichen dafür, dass der Gallenfluss gestört ist. Psychosomatisch kann sie auf unterdrückten Ärger oder Frustration hinweisen. Spirituell fordert uns die Gallenblasenentzündung auf, negative Emotionen loszulassen und wieder in den Fluss des Lebens zu kommen.

Heilpflanzen zur Unterstützung:

Kurkuma: Fördert den Gallenfluss und wirkt entzündungshemmend.

Pfefferminze: Lindert Krämpfe

----

2. GALLETREIBEND UND -FÖRDERND

Ein träger Gallenfluss kann Verdauungsprobleme, Blähungen oder Völlegefühl verursachen. Körperlich bedeutet dies, dass die Galle nicht ausreichend freigesetzt wird, um Fette zu verdauen. Psychosomatisch betrachtet kann ein träger Gallenfluss ein Hinweis darauf sein, dass wir etwas „zurückhalten", anstatt es frei fließen zu lassen.

Die *Kurkumawurzel* regt die Gallenproduktion an und unterstützt die Leber bei der Entgiftung.

----

3. LEBERSTAUUNG

Eine Leberstauung entsteht, wenn die Leber überlastet ist und ihre Entgiftungsfunktion nicht mehr optimal ausführen kann. Symptome wie Müdigkeit, Verdauungsprobleme oder ein Druckgefühl im rechten Oberbauch sind häufig. Psychosomatisch betrachtet kann eine Leberstauung darauf hindeuten, dass wir Emotionen wie Wut oder Ärger nicht loslassen können. Spirituell lädt uns eine überlastete Leber dazu ein, unsere inneren Blockaden zu lösen und wieder frei und kreativ zu sein.

Das Verdampfen von *Waldmeister* hilft, die Leber zu entlasten und den Körper sanft zu reinigen. Es fördert nicht nur die physische Gesundheit, sondern schenkt auch Klarheit und emotionale Leichtigkeit.

ELF
NIERE UND BLASE

Die Nieren und die Blase sind essenzielle Organe für die Entgiftung und Ausscheidung im Körper. Die Nieren filtern das Blut, entfernen Abfallstoffe und regulieren den Flüssigkeits- und Elektrolythaushalt. Die Blase fungiert als Speicherorgan, bevor die überschüssige Flüssigkeit ausgeschieden wird. Gemeinsam halten diese Organe das innere Gleichgewicht aufrecht und tragen entscheidend zur allgemeinen Gesundheit bei.

Psychosomatisch betrachtet symbolisieren Nieren und Blase die Fähigkeit, „loszulassen" und Emotionen oder Belastungen abzubauen. Probleme in diesem Bereich weisen oft darauf hin, dass wir uns an Vergangenes klammern oder Schwierigkeiten haben, negative Emotionen wie Angst oder Ärger loszulassen. Spirituell stehen die Nieren und die Blase für Reinigung und Klarheit sowohl auf physischer als auch auf emotionaler Ebene.

Das Verdampfen von Heilpflanzen kann diese Organe unterstützen, indem es ihre reinigende Funktion fördert, Entzündungen lindert und das emotionale Gleichgewicht wiederherstellt.

Bitte beachte, dass es zusätzlich wichtig ist, dass du viel Flüssigkeit zu dir nimmst, damit alles, was ausgespült werden soll, auch transportiert werden kann. Tee und Wasser sind am besten geeignet.

1. HARNTREIBEND

Heilpflanzen mit harntreibender Wirkung unterstützen die Nieren dabei, überschüssige Flüssigkeit und Giftstoffe auszuscheiden. Dies ist besonders hilfreich bei Wassereinlagerungen, Kreislaufproblemen oder zur allgemeinen Entgiftung.

Empfohlene Heilpflanzen:

Eibisch, Goldrute, Habichtskraut, Mädesüß, Mariendistel, Wurzelpetersilie

―――――

2. HARNWEGSENTZÜNDUNG

Eine Harnwegsentzündung ist oft schmerzhaft und geht mit Symptomen wie Brennen beim Wasserlassen oder einem ständigen Harndrang einher. Sie entsteht meist durch bakterielle Infektionen und kann durch Kälte oder Stress begünstigt werden. Psychosomatisch betrachtet kann sie darauf hinweisen, dass wir etwas in unserem Leben „nicht loslassen können".

Heilpflanzen zur Unterstützung sind insbesondere die *Goldrute und Queckenwurzel.*

―――――

3. BLASENENTZÜNDUNG

Blasenentzündungen treten häufig durch Bakterien auf und äußern sich in Symptomen wie Schmerzen im Unterbauch oder ständigem Harndrang. Psychosomatisch betrachtet deutet eine Blasenentzündung darauf hin, dass wir uns belastenden Situationen nicht gewachsen fühlen oder innerlich „gereizt" sind.

Heilpflanzen zur Unterstützung:

Eibisch, Goldrute, Habichtskraut, Queckenwurzel

ZWÖLF
ENTGIFTEN UND ENTZUG

Die Themen Entgiftung und Entzug stehen in enger Verbindung zueinander. Beide Prozesse betreffen Körper, Geist und Seele und verlangen eine bewusste Auseinandersetzung mit den eigenen Gewohnheiten und Lebensmustern. Entzug ist der Schritt, sich von einer Sucht oder einer Abhängigkeit zu lösen, sei es von Tabak, Alkohol, Drogen oder Zucker. Der Körper reagiert oft mit Entzugserscheinungen, während der Geist gegen alte Muster ankämpft. Entgiftung hingegen ist der Prozess, bei dem der Körper von Schadstoffen gereinigt wird – sei es durch natürliche Ausscheidung oder durch gezielte Unterstützung mit Heilpflanzen.

Psychosomatisch betrachtet spiegelt Entzug oft das Bedürfnis wider, alte Lasten loszulassen und Platz für Neues zu schaffen. Spirituell gesehen ist Entgiftung eine Möglichkeit, die eigene Energie zu klären und den Körper auf eine höhere Schwingungsebene zu bringen. Es ist ein Weg, nicht nur körperlich, sondern auch emotional und energetisch „leichter" zu werden.

Das Verdampfen von Heilpflanzen kann in beiden Prozessen eine wertvolle Unterstützung sein. Die Pflanzen wirken beruhigend, entkrampfend und reinigend, sodass die Belastungen des Körpers gelindert und die Heilung auf allen Ebenen gefördert werden. Im Folgenden gehen wir auf die verschiedenen Aspekte von Entgiftung und Entzug ein und zeigen, welche Heilpflanzen dir helfen können.

1. ENTZUG (VON TABAK, ALKOHOL, DROGEN, ZUCKER)

Der Prozess des Entzugs stellt den Körper vor eine große Herausforderung. Der Verzicht auf eine Substanz, von der er abhängig war, kann zu Symptomen wie Unruhe, Reizbarkeit, Schlafstörungen und Heißhunger führen. Psychosomatisch gesehen ist ein Entzug oft ein Zeichen dafür, dass wir uns von alten Gewohnheiten befreien und neue Wege einschlagen möchten. Spirituell betrachtet ist es eine Gelegenheit, loszulassen und uns selbst mit neuen Augen zu sehen – frei von Abhängigkeiten.

Folgende Heilpflanzen können den Entzugsprozess unterstützen:

Afrikanisches Löwenohr (Wild Dagga) und Sibirisches Herzgespann (Marihuanilla)

Diese Pflanzen helfen nicht nur dabei, Entzugserscheinungen zu lindern, sondern reduzieren auch den Appetit. Für eine ergänzende Unterstützung kann die Wurzel des *Kudzu* verwendet werden, dass das Verlangen nach der Substanz unterdrückt. Während die Wirkung von Kudzu durch Verdampfen noch nicht weiter erprobt ist, kann es in Kapselform eingenommen werden.

Eine weitere entspannende Heilpflanze, die den Körper und Geist beruhigt, ist das Damiana.

Besonders empfehle ich die *Mischungen „Stress ade" und „Gute Nacht"*, die dir helfen, zur Ruhe zu kommen und den Entzugsprozess gelassener zu durchstehen.

Diese Pflanzen unterstützen dich dabei, den Entzugsprozess körperlich und geistig zu bewältigen. Sie helfen dir, Entzugserscheinungen zu lindern, und schenken dir gleichzeitig Ruhe und Klarheit, um dich auf deinen Weg der Freiheit und Heilung zu fokussieren.

―――――

2. DIABETES

Diabetes, eine chronische Stoffwechselerkrankung, ist durch erhöhte Blutzuckerwerte gekennzeichnet, die aus einer gestörten Insulinproduktion oder -verwertung resultieren. Die Erkrankung kann viele Systeme im

Körper beeinflussen, von den Blutgefäßen bis zu den Nieren, und ist oft mit Müdigkeit, vermehrtem Durst und einem erhöhten Infektionsrisiko verbunden.

Psychosomatisch betrachtet steht Diabetes symbolisch für das Lebensthema „Süße des Lebens". Menschen mit Diabetes könnten unbewusst das Gefühl haben, dass ihnen Freude, Genuss oder emotionale Erfüllung fehlt, was sich in dieser Stoffwechselstörung ausdrücken kann. Spirituell gesehen lädt Diabetes uns ein, wieder eine Balance zwischen Geben und Nehmen zu finden – nicht nur körperlich, sondern auch in Bezug auf unsere Lebensweise und unsere Beziehungen.

Die *Goldrute* ist eine unterstützende Heilpflanze, die durch ihre reinigende und entzündungshemmende Wirkung. Beim Verdampfen hilft sie, die Nieren und den Stoffwechsel zu entlasten, was für Menschen mit Diabetes besonders wichtig ist. Goldrute unterstützt die Reinigung des Körpers, fördert die Regeneration und erinnert uns daran, uns selbst mit Fürsorge und Achtsamkeit zu begegnen.

DREIZEHN
FRAUENLEIDEN

Zwei der typischen Frauenleiden können auch durch das Verdampfen von Heilpflanzen behandelt werden:

1. MENSTRUATIONSBESCHWERDEN

Menstruationsbeschwerden sind häufige Begleiter im Leben vieler Frauen und können sich durch Krämpfe, Kopfschmerzen, Rückenschmerzen oder allgemeines Unwohlsein äußern. Diese Beschwerden entstehen oft durch hormonelle Schwankungen und die natürliche Kontraktion der Gebärmutter. Psychosomatisch betrachtet können sie ein Ausdruck dafür sein, dass wir uns zu sehr unter Druck setzen oder nicht genug auf die Bedürfnisse unseres Körpers hören. Spirituell betrachtet lädt die Menstruation dazu ein, innezuhalten loszulassen und Raum für Regeneration zu schaffen.

Folgende Heilpflanzen können in diesem Zusammenhang verdampft werden:

Muskatellersalbei, Pfefferminze, Schafgarbe

Muskatellersalbei wirkt entspannend auf die Muskulatur, Pfefferminze fördert die Durchblutung und hat eine kühlende Wirkung, während Schafgarbe den Zyklus reguliert und Krämpfe löst. Diese Pflanzen unterstützen dich dabei, die Verbindung zu deinem Körper zu stärken und die Beschwerden als eine Phase des inneren Ausgleichs zu betrachten.

---

2. WECHSELJAHRESBESCHWERDEN

Die Wechseljahre markieren eine Phase des Wandels und des Übergangs im Leben einer Frau. Hitzewallungen, Schlafstörungen, Stimmungsschwankungen und innere Unruhe können diese Zeit begleiten, während der Körper sich hormonell umstellt. Psychosomatisch betrachtet spiegeln Wechseljahresbeschwerden oft das Gefühl wider, etwas Altes loslassen zu müssen, um Platz für Neues zu schaffen. Spirituell laden sie uns ein, uns mit unserer inneren Weisheit zu verbinden und diese Lebensphase als einen neuen Abschnitt des Wachstums und der Selbstakzeptanz zu betrachten.

Das Verdampfen folgender Heilpflanzen unterstützt den Körper sanft:

Nachtkerzenblüten, Rotkleeblüten, Salbei (wirkt kühlend)

TEIL VIER
DIE KLEINE HEILPFLANZENKUNDE

EINS
SELBSTANBAU UND ERNTE

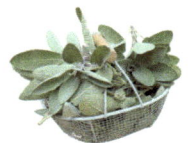

Auf meinem YouTube-Kanal habe ich zu vielen Heilpflanzen ein Pflanzenportrait veröffentlicht. Jede Pflanze widme ich ein Video, in dem ich neben der Anwendung und Wirkungsweise im Vaporizer auch den Anbau und die Ernte dieser Heilpflanzen erkläre.

Da es bereits viele Bücher gibt, die sich ausführlich mit dem Anbau und der Ernte von Heilpflanzen beschäftigen, konzentriere ich mich in diesem Buch auf die allgemeinen Aspekte der Ernte und Lagerung und verzichte darauf, die Vorgehensweise für jede Pflanze einzeln zu beschreiben.

In den Pflanzenportraits liegt der Schwerpunkt auf der Wirkung und dem spezifischen Einsatz der jeweiligen Heilpflanzen beim Vaporisieren.

––––––

Wenn du Freude daran hast, deine Heilpflanzen selbst anzubauen, dann lege ich dir das wärmstens ans Herz. Dein eigenes Kraut zu verdampfen, schafft eine tiefe Verbindung zum Heilungsprozess. Es wird ein wesentlicher Teil dieses Prozesses und hilft dir, die Zusammenhänge zwischen deinen Symptomen und deinem Leben intensiver zu betrachten. Dadurch kannst du Lösungsansätze erkennen, die dir zuvor verborgen geblieben sind.

Insbesondere wenn du bereits erkannt hast, dass Symptome keine zufälligen Erscheinungen sind, sondern Ausdruck deiner Lebensumstände und deiner inneren Prozesse, erhält der Heilungsweg eine ganz neue Bedeutung. Mit ihm heilst du nicht nur das körperliche Symptom, sondern auch das, was auf einer tieferen Ebene dahinterliegt. Dieses Verstehen ermöglicht es dir, einen konstruktiveren Umgang mit dir selbst und deinen Herausforderungen zu finden, sodass die zugrunde liegende Konfliktsituation aufgelöst wird. Denn ein Symptom ist letztlich ein Signal für einen Konflikt. Dein Körper ist von Natur aus in der Lage, mit allem fertig zu werden, was auf ihn zukommt. Doch wenn es zu viel wird, meldet er sich: „Hier ist ein Konflikt zwischen dem, was du tust, und dem, was du kannst." Oder: „Hier ist ein Konflikt zwischen dem, was du bist, und dem, wie du dich darstellst."

Die Ursachen eines solchen Konflikts zu erkennen, ist jedoch oft nicht leicht. Wäre es einfach, hättest du es längst geändert. Der Prozess des Anbaus und der Ernte deiner Heilpflanzen bietet dir die Gelegenheit, dich mit deiner Aufmerksamkeit parallel dem Prozess des Heilwerdens zu widmen. Mehr dazu erfährst du im Kapitel über Selbstheilung durch Vaporisieren.

Für mich persönlich war das Gärtnern der Einstieg in die Auseinandersetzung mit Heilpflanzen, ihrer Wirkung auf Körper und Psyche und letztlich in meinen inneren Heilungsprozess. Ursprünglich hatte ich nicht die Absicht, mich so intensiv mit diesen Themen zu beschäftigen – ich hatte einfach Freude an den Pflanzen und an der Arbeit in der Erde. Doch als ich begann, meine eigenen Pflanzen als Tee zu trinken oder im Vaporizer zu verdampfen, wurde mir klar, wie besonders und wertvoll dieses Ritual ist.

Die Kostbarkeit des Pflanzenmaterials wird einem besonders dann bewusst, wenn man eine Pflanze von der Aussaat bis zur Ernte begleitet hat. Man sät sie aus, pflegt sie über Wochen hinweg, schützt sie vielleicht vor Krankheiten und Schädlingen – und am Ende hält man nur eine kleine Handvoll Material in der Hand, die für den Vaporizer ausreicht. Diese Mühe macht einem deutlich, wie kostbar diese natürliche Medizin ist.

Natürlich gibt es auch Heilpflanzen, die sich so stark ausbreiten, dass sie in großen Mengen geerntet werden können. Doch oft steckt viel Arbeit in der Vorbereitung, und es wird klar, warum Qualität über Quantität stehen sollte. Deshalb mein erster Tipp, wenn du Heilpflanzen selbst anbaust:

Setze auf Klasse, nicht auf Masse. Beim Teekochen kannst du auch die Stiele der Pflanzen verwenden, sodass mehr Material genutzt wird. Für das Vaporisieren hingegen brauchst du nur das Beste der Pflanze – Blätter, Blüten oder Samen, in denen die höchste Konzentration der Wirkstoffe enthalten ist. Dicke Stiele sind dafür ungeeignet.

Beachte außerdem, dass getrocknetes Pflanzenmaterial selbst bei optimaler Lagerung im Laufe der Zeit an Qualität verliert. Ich empfehle dir, dein Material für maximal ein bis zwei Jahre vorzuhalten. Für Pflanzen, die du nur gelegentlich verwendest, reicht oft eine kleine Menge – etwa die Größe einer Samentüte oder Dose. Bei Samen und Wurzeln genügt manchmal schon die Menge eines Eierbechers.

Solltest du ein chronisches Leiden behandeln, wirst du vielleicht etwas mehr Material benötigen. Aber auch hier kann es sein, dass die Symptome nach einigen Monaten Behandlung gelindert sind und du die Anwendung reduzieren oder sogar einstellen kannst.

Meine Empfehlung ist es, Pflanzen, die mehrjährig sind und jedes Jahr geerntet werden können auch nur für ein Jahr zum Verdampfen zu ernten und zu lagern. Wenn du dir eine besondere Heilpflanze, die einjährig oder nicht überwindbar ist, zulegst, dann kannst du das Pflanzenmaterial für 2 Jahre ernten und vorhalten.

PFLANZENSCHUTZ

Einige Heilkräuter sind äußerst empfindlich und können schnell von Läusen oder anderem Ungeziefer befallen werden. In solchen Fällen ist es wichtig, frühzeitig Maßnahmen zu ergreifen und die Pflanzen mit einem geeigneten Pflanzenschutz zu behandeln. Dabei sollte unbedingt ein natürlicher und biologischer Pflanzenschutz verwendet werden. Chemische Mittel können problematisch sein, da sie möglicherweise nicht vollständig durch Regenwasser abgespült werden. In manchen Fällen dringen die Substanzen sogar in die Struktur der Pflanzen ein. Wenn du solche Pflanzen dann im Vaporizer nutzt, könnten diese Stoffe mitverdampft werden und potenziell schädlich für deine Gesundheit sein.

Um sicherzugehen, mit welchen Mitteln ich meine Pflanzen behandle, stelle ich meinen Pflanzenschutz selbst her. Ich verwende dafür eine Mischung aus Ackerschachtelhalm, Zwiebel, Knoblauch und ein wenig

Rapsöl. Das Rezept dazu findest du auf meinem YouTube-Kanal. Pflanzen, die gerade mit dieser Mischung behandelt wurden, ernte ich für mehrere Wochen nicht. Schließlich möchte niemand Knoblauchgeruch im Vaporizer haben. Ich achte darauf, dass genügend Regen- oder Gießwasser über die Pflanze gelaufen ist, um alle Rückstände zu entfernen.

Wenn Pflanzen einmal von Tieren oder Krankheiten befallen wurden, musst du individuell entscheiden, ob du sie weiterhin verwenden möchtest. In manchen Fällen ist das unproblematisch, aber es gibt Situationen, in denen es besser ist, auf die Verwendung zu verzichten. Definitiv ungeeignet sind getrocknete Pflanzen, an denen sich noch Läuse oder andere Tiere befinden, ebenso wie Pflanzen mit sichtbaren strukturellen Veränderungen – beispielsweise gekräuselte oder verfärbte Blätter.

Wenn du unsicher bist, ob die Schäden an der Pflanze die Inhaltsstoffe beeinträchtigen könnten, empfiehlt es sich, in einem Fachbuch nachzuschlagen oder dich an Experten zu wenden. Handelt es sich lediglich um einen Schönheitsfehler, bleibt es eine Frage deiner persönlichen Präferenz, ob du die Pflanze trotzdem verwenden möchtest.

DIE ERNTE

Blätter erntest du idealerweise an einem sonnigen Tag in den Vormittagsstunden, wenn der Morgentau bereits verdunstet ist. Zu viel Feuchtigkeit auf den Blättern erschwert den Trocknungsprozess und erhöht die Gefahr von Schimmelbildung. Pflanzen, die zuvor ausreichend Sonne erhalten haben, speichern insbesondere bei ätherischen Ölen den höchsten Wirkstoffgehalt. Grundsätzlich gilt, dass junge Blätter meist mehr Wirkstoffe enthalten als ältere, größere Blätter.

Ich schneide ganze Zweige der Pflanze ab und kombiniere die Ernte mit einem Rückschnitt, um das erneute Wachstum anzuregen. An den Schnittstellen treiben die meisten Pflanzen neu aus, verzweigen sich stärker und entwickeln eine buschigere Form. Die abgeschnittenen Zweige lasse ich im Ganzen trocknen und entferne die Blätter erst vor der Lagerung.

Den idealen Erntezeitpunkt für spezifische Pflanzen kannst du leicht in Kräuter- oder Heilpflanzenfachbüchern oder online recherchieren. Diese Hinweise gelten grundsätzlich auch für Teezubereitungen. Sollten spezifische Abweichungen für das Vaporisieren gelten, werde ich dies bei den entsprechenden Pflanzen notieren. Der optimale Zeitpunkt ist vor allem dann wichtig, wenn du Vorräte anlegen möchtest. Für spontane Experimente kannst du Blätter immer dann ernten, wenn frische, gesunde Blätter vorhanden sind, vorzugsweise nach den sonnigen Morgenstunden.

Blütenknospen ernte ich häufig zusammen mit den Blättern.

Bereits aufgeblühte **Blüten** wie die des Muskatellersalbeis schneide ich ab, solange sie noch frisch und nicht verwelkt sind. Auch hier sind die sonnigen Vormittagsstunden die beste Erntezeit, ähnlich wie bei den Blättern. Eine Ausnahme bildet die Nachtkerze: Ihre Blüten öffnen sich am Abend und verwelken meist am nächsten Tag. Sie können entweder am Abend direkt oder am frühen Vormittag nach dem Trocknen des Taus geerntet werden. Während der Blühphase kannst du die Nachtkerze fast täglich ernten, da sie kontinuierlich neue Blüten hervorbringt.

Das Ernten von Blüten fördert oft zugleich, dass die Pflanze weitere Blüten bildet, was den Ertrag zusätzlich steigert.

Für die Ernte von **Wurzeln** empfiehlt sich ein Blick in die Fachliteratur, da der ideale Zeitpunkt pflanzenspezifisch ist. Persönlich habe ich hier weniger Erfahrung, da ich es häufig vermeide, junge Pflanzen an den Wurzeln zu beschneiden. Die Ernte erfordert zudem etwas mehr Aufwand, da die Wurzeln gründlich von Erde befreit und gereinigt werden müssen. Du kannst dich entscheiden, ob du die Wurzeln direkt im frischen Zustand zerkleinern möchtest – das ist oft einfacher – oder erst nach dem Trocknen.

Bei Ingwer, Kurkuma oder Wurzelpetersilie habe ich die Wurzeln zunächst mit einem Sparschäler geschält und dann direkt mit dem Schäler dünne Streifen geschnitten. Diese Streifen trocknen schnell und können später mit einer Schere auf die gewünschte Größe gebracht werden.

Frische **Rinde** von mittelgroßen Zweigen erntest du am besten nach einer sonnigen Phase. Die Rinde wird vorsichtig vom Zweig abgeschnitten und kann direkt vor dem Trocknen in passende Stücke zerkleinert werden. So ist sie später einfacher zu verwenden.

Samen entstehen meist aus verblühten Blüten. Auch hier bieten die Fachliteratur oder spezifische Quellen wertvolle Hinweise zum idealen Erntezeitpunkt und der besten Methode. Geerntete Samen trocknest du z. B. auf einem Tablett mit einer Backpapierunterlage, damit sie gut belüftet sind.

Mit diesen Grundregeln und ein wenig Erfahrung wirst du schnell ein Gefühl für die beste Erntezeit und Verarbeitung deiner Heilpflanzen entwickeln.

DER TROCKNUNGSPROZESS

Es gibt mehrere Möglichkeiten, dein Pflanzenmaterial zu trocknen. Dabei solltest du grundsätzlich einen dunklen, gut belüfteten und trockenen Ort bevorzugen. Ein feuchter Keller oder eine staubige Werkstatt, in der du nebenbei Holzarbeiten erledigst, sind nicht geeignet, da das Material Schimmel ansetzen oder unerwünschte Partikel aufnehmen könnte.

Eine klassische Methode ist das Trocknen durch Aufhängen. Du kannst die Stiele zu kleinen Sträußen binden und sie kopfüber an einem geeigneten Ort aufhängen. Diese Methode eignet sich besonders gut für größere Mengen oder längere Pflanzenstiele.

Eine weitere Möglichkeit sind spezielle Trockennetze, die für Kräuter entwickelt wurden. Diese Anschaffung lohnt sich besonders, wenn du regelmäßig größere Mengen trocknest. Der Vorteil eines Trockennetzes ist, dass es lichtdurchlässiges, aber dunkles Material verwendet, das die Pflanzen vor zu viel Licht schützt. Gleichzeitig verhindert es, dass Staub, Insekten oder Spinnen an das Trockengut gelangen. Ein weiterer Pluspunkt ist, dass du auf mehreren Etagen gleichzeitig verschiedene Pflanzenteile trocknen kannst. Falls dein Material sehr fein ist, lege ein Stück Backpapier unter, damit nichts in die unteren Etagen durchfällt.

Für kleinere Mengen kannst du auch ein Tablett verwenden, eventuell mit Backpapier ausgelegt. Achte darauf, dass das Pflanzenmaterial nicht zu dicht aufliegt, damit die Luft von allen Seiten zirkulieren kann. Diese Methode ist unkompliziert, eignet sich aber eher für kleine bis mittlere Mengen.

Wenn es einmal schnell gehen muss, kannst du ein Dörrgerät verwenden. Dabei solltest du jedoch nur die Pflanzenteile trocknen, die du tatsächlich benötigst, da der Platz begrenzt ist. Wähle eine Temperatur von maximal 40 Grad und lege die Pflanzenteile locker und luftig nebeneinander. Trotz der höheren Temperatur kann es je nach Dicke der Blätter oder Stiele ein bis zwei Tage dauern, bis das Material vollständig getrocknet ist. Bedenke jedoch, dass das Trocknen im Dörrgerät recht energieintensiv ist und du es optimal befüllen solltest, um den Aufwand zu rechtfertigen.

Ideal getrocknetes Pflanzenmaterial sollte trocken, aber nicht brüchig oder staubig sein. Es sollte sich flexibel anfühlen und beim Berühren nicht zerbröseln oder zu Staub zerfallen. Zu stark ausgetrocknetes Material kann beim Verdampfen Hustenreiz auslösen, da der Staub in die Atemwege gelangen kann. Außerdem lösen sich die Wirkstoffe besser, wenn noch eine geringe Restfeuchtigkeit im Material vorhanden ist.

Sollte dein Pflanzenmaterial einmal zu trocken geworden sein, kannst du es vorsichtig nachbefeuchten. Lege es dazu auf ein Tablett und besprühe es leicht mit Quellwasser. Lass es anschließend für einige Stunden an der frischen Luft stehen, damit die Feuchtigkeit einziehen kann, bevor du es wieder verpackst.

DIE ZERKLEINERUNG

Du kannst dein Pflanzenmaterial entweder direkt nach dem Trocknen in die passende „Vaporizer-Größe" bringen oder es erst unmittelbar vor dem Verdampfen zerkleinern. Durch das Zerkleinern entsteht eine größere Oberfläche, wodurch ätherische Öle schneller freigesetzt werden. Das hat den Vorteil, dass die Wirkstoffe leichter verfügbar sind, allerdings reduziert sich auch die Haltbarkeit des Materials.

Wenn du das Pflanzenmaterial direkt zerkleinerst, solltest du es in einem luftdicht verschlossenen Behälter aufbewahren und möglichst innerhalb der nächsten Wochen verbrauchen, um Qualitätsverluste zu vermeiden. Alternativ kannst du sie im Ganzen lagern und erst kurz vor der Verwendung zerkleinern, um die Frische und Wirksamkeit zu erhalten.

DER EINKAUF

Nicht alle Heilpflanzen kannst du selbst anbauen, und möglicherweise hast du keinen Garten, Balkon oder einfach keinen grünen Daumen dafür. Das ist jedoch kein Problem, denn die meisten Heilpflanzen kannst du problemlos kaufen. Bei manchen Pflanzen ist es schwierig, schnell eine passende Qualität speziell für den Vaporizer zu finden.

Die Blüten der Nachtkerze sind beispielsweise kaum erhältlich, da sie nur selten nachgefragt werden.

In meinem Online-Shop eine Vielzahl an Heilpflanzen, die sich für das Verdampfen eignen und nicht unter das Tabak- oder Drogenschutzgesetz fallen.

Alternativ kannst du auch auf losen Bio- oder Arzneitee zurückgreifen. Entferne hierbei die Stiele und bringe das Pflanzenmaterial in die passende Größe für den Vaporizer. Teebeutel, Teemischungen oder stark zerkleinerter loser Tee sind hingegen nicht geeignet. Samen wie Nelke oder Fenchel findest du häufig in der Gewürzabteilung gut sortierter Geschäfte. Auch hier solltest du auf eine hohe Qualität achten.

Heilpflanzen, die speziell für das Räuchern verkauft werden, solltest du nicht verwenden, da sie für das Verdampfen nicht geeignet sind. Bei manchen Heilpflanzen kann es zudem schwierig sein, eine eindeutig ausgewiesene Bio- oder Arzneiqualität zu finden. Das liegt daran, dass nicht alle

Heilpflanzen als solche zertifiziert oder zugelassen sind oder zugelassen werden dürfen. Die gesetzlichen Regelungen in der EU sind sehr streng und sollen zwar Sicherheit gewährleisten, führen jedoch dazu, dass nicht alle Qualitätsmerkmale auf der Verpackung ausgewiesen werden dürfen. Manchmal liegt das schlicht daran, dass ein Verkäufer nicht am Zertifizierungsverfahren teilnimmt. Gerade bei kleinen Händlern solltest du daher nicht vorschnell darauf schließen, dass die Qualität minderwertig ist, nur weil ein Produkt nicht als zertifiziert gekennzeichnet ist.

Bei großen Händlern ist die Wahrscheinlichkeit hingegen höher, dass Produkte, die keine Zertifizierung aufweisen, tatsächlich nicht den Anforderungen entsprechen. Für größere Anbieter sind Zertifizierungen finanziell leichter tragbar und oft ein Standard, um Vertrauen bei einer breiten Kundschaft zu schaffen. Achte also bei deinem Einkauf darauf, auch die Größe und den Hintergrund des Anbieters zu berücksichtigen, und entscheide bewusst, wem du dein Vertrauen schenkst.

DREI
DIE LAGERUNG

Zur Lagerung deines Pflanzenmaterials sind drei Kriterien entscheidend: Dunkelheit, Trockenheit und eine möglichst luftdichte Verpackung. Für eine langfristige Aufbewahrung eignen sich am besten lebensmittelechte Metalldosen oder abgedunkelte Gläser wie Braunglas. Falls du helle Gläser verwendest, solltest du sie in einem dunklen Schrank aufbewahren, um das Pflanzenmaterial vor Licht zu schützen.

Auch der Schraubverschluss des Behälters ist wichtig.

Vermeide Plastikverschlüsse, die potenziell ausdünsten können. Für kurzfristige Lagerung, etwa bis zu einem Jahr, kannst du Pergamentpapiertüten nutzen. Diese sollten jedoch lebensmittelecht sein und eine leichte Beschichtung aufweisen, um die Restfeuchtigkeit im Pflanzenmaterial zu bewahren. Unbeschichtetes Papier kann die Feuchtigkeit entziehen, was die Qualität der Heilpflanzen beeinträchtigt.

Eine regelmäßige Kontrolle deiner Pflanzenbestände ist unerlässlich. Naturbelassene Heilpflanzen können gelegentlich kleine Tierchen wie Lebensmittelmotten anziehen, die sich auch über andere Lebensmittel wie Mehl übertragen können. Zudem können sich in unbehandelten Naturprodukten Tiere verstecken, die bereits in der Umgebung der Pflanze lebten. Durch eine regelmäßige Überprüfung kannst du sicherstellen, dass keine Schädlinge andere Vorräte befallen.

Um präventiv gegen Motten oder andere Tierchen vorzugehen, kannst du in deinen Kräuterschubladen oder -schränken Lavendel platzieren. Der Duft von Lavendel wirkt abschreckend auf viele kleine Eindringlinge und hilft, deine Vorräte zu schützen.

TEIL FÜNF
DIE HEILPFLANZENÜBERSICHT

EINS
ÜBERSICHT UND LEGENDE

Im Folgenden möchte ich dir eine Übersicht über Heilpflanzen geben, die sich im Vaporizer verdampfen lassen. Diese Liste erhebt keinen Anspruch auf Vollständigkeit, da längst nicht alle Pflanzen systematisch auf ihre Eignung für die Phyto-Inhalation untersucht worden sind.

Einige Heilpflanzen sind in Deutschland schwierig anzubauen oder zu erwerben. Daher habe ich mich zunächst auf solche Heilpflanzen konzentriert, die leichter zugänglich sind. Nur wenn der potenzielle Heilungsnutzen besonders interessant war und es keine gleichwertigen, leichter verfügbaren Alternativen gab, habe ich mich bemüht, spezielle Pflanzen zu beschaffen.

Die Liste spiegelt auch meine persönlichen Erfahrungen wider, die durch die Tatsache geprägt sind, dass ich (zum Glück) nicht alle Krankheiten und Symptome habe, die es gibt. Das hat meine Auswahl beeinflusst. So habe ich zum Beispiel die syrische Steppenraute bislang nicht getestet, obwohl sie theoretisch verfügbar und anbaubar wäre. Diese Pflanze soll vor allem bei Parkinson das Nervensystem positiv beeinflussen.

Vor etwa zwei Jahren begann ich mit meinem YouTube-Kanal zum Thema Heilpflanzenverdampfen. Seitdem erhalte ich regelmäßig Feedback von anderen experimentierfreudigen Anwendern. Diese Rückmeldungen lasse ich – insbesondere dann, wenn sie von mehreren Personen bestätigt wurden – in diese Übersicht einfließen.

Meine Vorkenntnisse und die Grundlage für diese Sammlung beruhen auf einer Mischung aus wissenschaftlichen Veröffentlichungen, praktischen Tests und Rückmeldungen aus der Community.

Das Buch „Phyto-Inhalation, Heilkräuter und Vaporizer" vom Hsg. Frank Fuchs hat mir eine fundierte Basis gegeben und viele wertvolle Einblicke verschafft.

Erfahrungsberichte aus Internetforen und -seiten dienten oft als Ausgangspunkt für meine weiteren Recherchen.

Darüber hinaus habe ich selbst die Inhaltsstoffe bestimmter Heilpflanzen analysiert, um zu prüfen, ob bestimmte Wirkstoffe wie ätherische Öle sich durch Verdampfen lösen lassen. In solchen Fällen habe ich untersucht, für welche Anwendungsfelder diese Wirkstoffe relevant sein könnten.

Nach dieser Vorarbeit habe ich die Heilpflanzen getestet, und wenn sie mir wirksam erschienen, habe ich sie in diese Übersicht aufgenommen. Dieses Kapitel soll dir sowohl als Inspiration als auch als praktische Anleitung dienen, die Welt der Heilpflanzen und des Vaporisierens selbst zu entdecken und von deren Potenzial zu profitieren.

––––––

Zu jedem vorgestellten Heilkraut gebe ich dir Angaben zur **optimalen Verdampfungstemperatur**. Falls du genauer wissen möchtest, warum manche Pflanzen eine Temperaturskala statt eines festen Wertes aufweisen, empfehle ich dir, das Kapitel zur Einführung ins Verdampfen zu lesen.

Selbstverständlich stelle ich dir den oder die **gebräuchlichen Namen der Pflanze** vor. Oft lassen sich auch verwandte Pflanzenarten wie eine andere Salbeisorte vaporisieren. Allerdings können die Konzentration und Verteilung der Wirkstoffe in diesen Fällen abweichen. Wenn ich dazu Erfahrungswerte habe, werde ich sie ergänzen.

Ich erläutere, welche **Pflanzenteile** für das Verdampfen geeignet sind – ob Blätter, Blüten(knospen), Rinde, Samen oder Wurzeln. Bei manchen

Pflanzen können mehrere Bestandteile verwendet werden. In der Regel wird jedoch der Teil der Pflanze gewählt, in dem die gewünschten Wirkstoffe am stärksten konzentriert und durch Erhitzung leicht freisetzbar sind.

Für die Spezialisten unter euch nenne ich auch den **wissenschaftlichen Namen** der Pflanze.

Darüber hinaus führe ich alternative und umgangssprachliche Bezeichnungen auf, soweit sie mir bekannt sind.

Die **enthaltenen Wirkstoffe** liste ich ebenfalls auf. Diese Informationen entstammen verschiedenen Fachbüchern, die ich in der Literaturliste angebe. Besonders hilfreich war mir dabei das „Lehrbuch Heilpflanzenkunde" von Ursel Bühring (Bühring, 2021). Nicht alle aufgeführten Wirkstoffe lösen sich beim Verdampfen. Vor allem Harze und ätherische Öle spielen hier eine zentrale Rolle.

Anschließend gehe ich auf die **Anwendungsgebiete** der Pflanze ein, soweit sie bekannt sind, und ergänze diese durch meine eigenen gesammelten Erfahrungen.

Informationen aus dem Buch „Phyto-Inhalation" (Fuchs, et al., 2001) werde ich entsprechend kennzeichnen. Die übrigen Erkenntnisse habe ich im Laufe der Jahre durch eigene Recherchen vor allem im Internet gewonnen und in der Praxis erprobt. Da ich zu Beginn meines Interesses für das Vaporisieren nicht ahnte, dass ich später ein Buch schreiben würde, habe ich damals leider nicht systematisch alle Quellen dokumentiert. Ich bitte daher um Nachsicht, dass einige der ursprünglichen Quellen nicht mehr zurückverfolgbar sind.

Zu möglichen Nebenwirkungen, Wechselwirkungen und Kontraindikationen der jeweiligen Heilpflanze gebe ich **Hinweise**. Diese Aspekte werde ich jedoch nicht in voller Tiefe erläutern.

Bitte konsultiere bei Unsicherheiten deinen behandelnden Arzt oder Heilpraktiker. Alternativ kannst du auch in der Fachliteratur oder im Internet recherchieren, um dir ein erstes Verständnis zu verschaffen.

In bestimmten Fällen beschreibe ich den **Geruch und Geschmack** der Heilpflanze, insbesondere wenn diese intensiv sind und in Mischungen die entscheidende Note bestimmen können.

Die Legende

🌶 *Temperaturbereich im Vaporizer*

🌱 *Pflanzenteile, die verwendet werden können*

🔍 *Enthaltene Wirkstoffe*

🌸 *Geschmack / Geruch*

🏷 *Bekannte Anwendungsgebiete*

📌 *Besondere Hinweise*

DAS AFRIKANISCHE LÖWENOHR

LEONOTIS LEONURUS

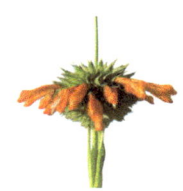

Das Afrikanische Löwenohr wird auch Löwenschwanz, Marihuanilla und Wild Dagga genannt.

🌶 150-180 °C

🌱 Blätter und Blüten

🔍 Marrubiin, Cumarin, Arginin, Rutin und weitere Bitterstoffe, Diterpene, Leonurin und Harze

🌸 Bitter / herb

🍃 Es senkt den Blutdruck, beruhigt und entspannt, kann leicht euphorisierend wirken und unterstützt bei Entzugserscheinungen sowie bei Depressionen. Zudem besitzt es antibakterielle Eigenschaften.

DREI
DER ANDORN
MARRUBIM VULGARE

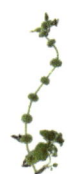

Er wird auch Gemeiner Andorn, Helfkraut, Weißer Dorant, Mariennessel oder Berghopfen genannt.

100-150 °C

Blätter, Blütenknospen und Blüten. Die Blüten sollten noch nicht verblüht sein.

Bitterstoffe, Gerbstoffe, Saponine, Flavonoide, ätherische Öle, Cholin, Harze, Schleimstoffe, Kalium und Kalzium

Er schmeckt etwas bitter, deshalb mische ich ihn gerne mit anderen Heilpflanzen.

Er besitzt entzündungshemmende und schleimlösende Eigenschaften, die besonders bei Atemwegserkrankungen hilfreich sind. Zudem wird ihm eine blutbildende Wirkung zugeschrieben.

Die getrockneten Blüten sind stachelig: Verletzungsgefahr!

DIE ANGELIKAWURZEL
ANGELICA ARCHANGELICA L.

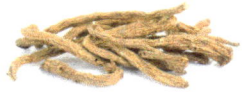

Sie ist auch bekannt als Engelwurzel.

🌶 100-150 °C

🌱 Wurzel

🔍 Ätherisches Öl, Sesquiterpene, Furanocumarine, Cumarine, Phenolcarbonsäuren, Flavonoide

▪ Sie hilft bei Depression, Stress und Schlafstörung, wirkt sedierend und kreislaufanregend. Außerdem kann sie Rheuma lindern und unterstützt den Heilungsprozess bei (fieberhafter) Erkältung.

DER ANIS
PIMPINELLA ANISIUM

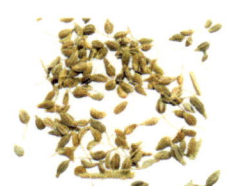

Auch bekannt als Anais, Arnis, Brotsamen, Enes, Enis, Einis, Jenes und Römischer Fenchel.

🌶 150-180 °C

🌱 Samen (Diese können evtl. im Mörser zerquetscht werden, dann werden die Wirkstoffe noch schneller freigesetzt.)

🔍 Anissamen enthalten neben anderen Pflanzenstoffen ätherische Öle (davon zu 95% Anethol), Cumarine, Kampfer und Vitamin C.

🌸 Eben nach Anis: frisch und intensiv.

🧻 Bei Atemwegserkrankungen wirkt er antibakteriell, schleimlösend und krampflösend. Außerdem kann er Blähungen lindern.

SECHS
DAS AZTEKISCHES TRAUMKRAUT / TRAUMGRAS
CALEA ZACATECHICHI, CALEA TERNIFOLIA

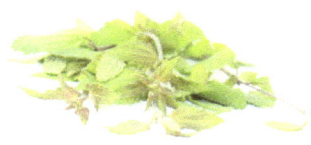

Es wird auch Bitterkraut genannt.

🌶 190-200 °C

🌱 Blätter und Blüten bzw. Kraut (Man erntet nach der Blüte das gesamte Kraut.)

🔍 Die Pflanze enthält Bitterstoffe und Flavone. „Ob die Pflanze Alkaloide enthält, ist umstritten. Nach einigen Angaben soll es mehrere chemisch unterschiedlich aktive Rassen geben, was auch die variierende Wirksamkeit der erhältlichen Heilpflanzen erklären könnte" (Fuchs et al., 2001, S. 95).

🌸 Leicht blumig und kann gut einzeln verdampft werden.

✨ Es wirkt schlaffördernd und traumintensivierend: Es kann luzide Träume verstärken.

DER BALDRIAN
VALERIANAE OFFICINALIS

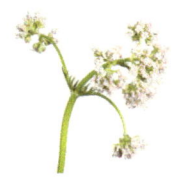

Wird auch Katzenkraut, Stinkwurz und Hexenkraut genannt.

🌱 220-235 °C

🌿 Wurzeln

🔍 Die Pflanze enthält ätherisches Öl (Baldrianöl, *Valerianae ätheroleum*), Iridoide (Valepotriate, insbesondere Epoxide), Sesquiterpene, Fettsäuren, Lignane, Flavonoide und Alkaloide (Vögtli, 2024).

🌸 Ein hat einen strengen, starken Geruch nach Isovaleriansäure, etwa wie „Käsefüße".

Die Pflanze wirkt schnell angstlösend, beruhigend und ausgleichend auf das Nervensystem. Sie kann bei depressiven Verstimmungen, Psychosen, Schlafstörungen, nervösen Herzbeschwerden und Spannungszuständen unterstützend eingesetzt werden. Auf Patienten mit nervösen Erschöpfungszuständen soll der Baldrian nicht selten eher als Tonikum wirken und weniger als Beruhigungsmittel.

📌 Wegen seines starken Geruchs sollte er luftdicht verpackt werden.

DAS BASILIKUM
OCIMUM BASILICUM

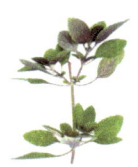

Wird auch Königskraut, Hirnkraut, Josefskräutlein und Basilienkraut genannt.

🌡 130 °C

🌱 Blätter

🔍 Ätherisches Öl (Estagol), Gerbstoffe, Flavonoide

🌸 Leicht scharf, typischer Basilikum-Geruch

🏷 Er wirkt beruhigend und krampflösend bei Reizhusten bzw. Husten mit krampfartiger Komponente. (Vgl. Fuchs, et al., 2001, S. 46)

📌 Er sollte in der Schwangerschaft nicht angewendet werden.

DER BEIFUSS
ARTEMISIA

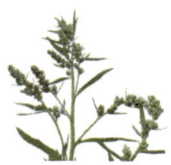

Weitere deutschsprachige Trivialnamen sind Besenkraut, Fliegenkraut, Gänsekraut, Johannesgürtelkraut, Jungfernkraut, Sonnenwendkraut, Weiberkraut, Wilder Wermut oder Wisch.

🌶 100-150 °C

🌱 Blätter und Blütenknospen

🔍 Ätherisches Öl (Kampfer, Thujon, 1,8-Cineol, Linalool und Santonin. Die Zusammensetzung variiert aber stark.), Flavonoide, Sesquiterpenlactone, Hydroxycumarine, Polyine, Triterpene, Carotinoide

🌸 Etwas bitter

Ihm wird eine blutreinigende und -bildende Wirkung zugeschrieben. Zudem fördert er die Verdauung, hilft bei Mundgeruch und regt den Kreislauf an.

Es enthält Thujon, das in geringen Mengen stimulierend wirken kann. In höheren Dosierungen kann es jedoch Verwirrtheit und epileptische Krämpfe auslösen, da es als Nervengift gilt.

DER BLAUE LOTUS
NYMPHAEA CAERULEA

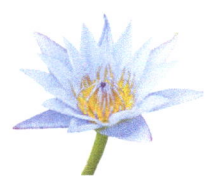

Der Blaue Lotus ist eine Wasserpflanze, die ursprünglich aus dem Nildelta in Ostafrika stammt, dem Mündungsgebiet des Flusses Nil.

🔖 100-130 °C

🌱 Blüten

🔍 Die für das Vaporisieren relevanten aktiven Bestandteile des Blauen Lotus sind Apomorphin und Nuciferin. Apomorphin wirkt als Dopamin-Agonist, das heißt, es beeinflusst das Dopaminsystem im Gehirn und kann dadurch ein Gefühl von Euphorie und Entspannung hervorrufen.

▪ Er wirkt beruhigend und entspannend, unterstützt bei Schlafstörungen und intensiviert Träume, wodurch es dir am nächsten Tag leichter fällt, dich an diese zu erinnern.

ELF
DAS BLAUE HELMKRAUT
SCUTELLARIA BAICALENSIS

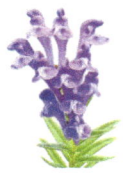

Es ist auch unter den Namen Baikal-Helmkraut oder Chinesisches Helmkraut bekannt.

🌶 160-200 °C

🌱 Blätter und Blüten

🔍 Scutellarin, Baicalin, Wogonosid, Oroxylin, ätherische Öle, Gerbstoffe und Harze

▬ Es wirkt sedierend und schmerzstillend, kann Ängste lindern und Entzündungen hemmen.

ZWÖLF
DAS DAMIANA
TURNERA DIFFUSA

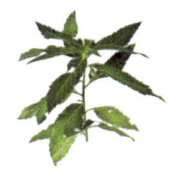

Von Damiana gibt es verschiedene Varianten, die sich unter anderem durch die Blattgröße unterscheiden, wie beispielsweise großblättriges und kleinblättriges Damiana.

🌶 160-190 °C

🌱 Blätter

🔍 Ätherisches Öl (Arbutin), Harze, Bitterstoffe

🌸 Intensiv, blumig-herb, anregend

Es wirkt tonisierend, leicht beruhigend, aphrodisierend, entspannend z. B. bei Kopfschmerzen und bei Unterleibsbeschwerden. Bei Entzündungen der Harnwege unterstützt es mit einer harntreibenden Wirkung. (Vgl. Fuchs, et al., 2001, S. 48)

DREIZEHN
DER EIBISCH
ALTHAEA OFFICINALIS

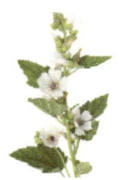

Der Echte Eibisch wird auch Althee, Alter Thee, Samtpappel, Ibischwurz, Heilwurz, Weiße Malve, Sumpfmalve, Adewurz oder Schleimwurzel genannt.

🌶 150-200 °C

🌱 Wurzeln

🔍 Schleimstoffe, Flavonoide, ätherische Öle und Gerbstoffe

🟫 Sie wirken beruhigend, entzündungshemmend, harntreibend und tonisierend und finden Anwendung bei Bronchitis, Erkältungen, Epilepsie und Blähungen.

VIERZEHN
DER EINJÄHRIGE BEIFUSS
ARTEMISIA ANNUA

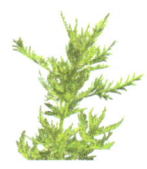

Er ist in China als "Qing Hao" bekannt.

🌶 100-150 °C

🌱 Blätter bzw. Kraut und Blütenknospen (Diese werden vorzugsweise geerntet, wenn die Blütenknospen gerade gebildet sind.)

🔍 Es enthält spezielle Sesquiterpenlactone (Korbblütler-Bitterstoffe), ätherische Öle, Flavonoide, Cumarine und Phenolsäuren. Im Vergleich zu anderen Artemisia-Arten zeichnet es sich besonders durch den Inhaltsstoff Artemisinin aus.

🌸 Leicht zitronig-blumige Note und auch etwas bitter.

🍃 Er soll intensiv blutreinigend und -bildend wirken und daher die Regeneration des Körpers bei und nach Long-COVID, Blutkrebs und Malaria unterstützen. Außerdem kann es zur Abschwellung und zum Schutz der Schleimhäute beitragen, das Immunsystem stärken und den Cholesterinspiegel senken.

📌 Ergänzend sollte dem Körper ausreichend Flüssigkeit zugeführt werden, beispielsweise in Form von Artemisia-Tee, um die Abfallprodukte aus dem Blut und Körper auszuspülen.

FÜNFZEHN
DAS EISENKRAUT

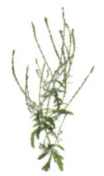

Es wird auch Verbene oder Eisenhart genannt.

🌶 100-150 °C

🌱 Blätter

🔍 Glycoside (Verbanalin und Verbenin), Gerb- und Bitterstoffe, ätherisches Öl und ein hormonartiger Stoff

▭ Es hilft bei Magenbeschwerden, Durchfall und Appetitlosigkeit, indem es den Stoffwechsel anregt und mild abführend wirkt. Zudem steigert es das allgemeine Wohlbefinden, wirkt tonisierend und „umstimmend". Auch bei rheumatischen Beschwerden findet es Anwendung. (Vgl. Fuchs, et al., 2001, S. 49)

DER EUKALYPTUS
EUCALYPTUS GLOBULUS (EUKALYPTUS FOLII)

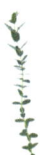

Der Eukalyptusbaum ist auch als Fieberbaum bekannt.

🌡 120-130 °C

🌱 Blätter

🔍 Ätherische Öle u. a. Eucalypol

🌸 Leicht frisch, deutlich weniger intensiv als das pure ätherische Öl

🏷 Eukalyptus wirkt antibakteriell, keimtötend und schleimlösend. Es wird bei akuter und chronischer Bronchitis eingesetzt und kann Asthma-Symptome lindern.

📌 Das ätherische Öl des Eukalyptus sollte bei Kindern und Säuglingen nicht im Gesicht angewendet werden. Bei manchen Menschen können Überempfindlichkeitsreaktionen wie Übelkeit und Erbrechen auftreten. (Vgl. Fuchs, et al., 2001, S. 51)

DER FENCHEL
FOENICULUM VULGARE

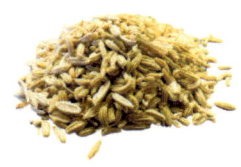

Andere Namen sind u. a. Gemeiner Fenchel, Gewürzfenchel, Frauenfenchel und Brotsamen.

150-190 °C

Samen

Ätherische Öle (hauptsächlich Anethol sowie Fechon und Estragol)

Typischer Fenchelgeruch

Er wirkt antibakteriell und krampflösend, insbesondere bei Husten und Asthma. Zudem lindert er Blähungen und regt den Appetit an.

DIE GEWÜRZNELKE

SYZYGIUM AROMATICUM

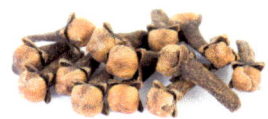

Die Würznelke, auch Gewürznelke oder Nelkenknospe genannt, ist die getrocknete Knospe des Gewürznelkenbaums.

🌶 125-150 °C

🌱 Knospen

Die Samen am vor der Anwendung im Mörser (leicht) andrücken bzw. zermahlen, sodass die Inhaltsstoffe schneller freigesetzt werden.

🔍 Es besteht zu 70 bis 85 % aus Eugenol, ergänzt durch Eugenolacetat und β-Caryophyllen. Ein kleinerer Bestandteil ist Oleanolsäure mit etwa 2 %. Eugenol hat eine betäubende Wirkung.

🌸 Intensiver, typischer Nelkengeruch und betäubender Geschmack

🍃 Sie wirkt antibakteriell und krampflösend bei Atemwegserkrankungen. Zudem lindert sie Beschwerden wie Übelkeit, Erbrechen, Verstopfung und Mundgeruch und regt den Appetit an.

NEUNZEHN
DER GIFTLATTICH
LACTUCA VIROSA

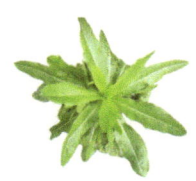

Auch Wildlattich, Wilder Lattich, Stinklattich oder Stinksalat genannt.

🔥 120-140 °C

🌱 Blätter

🔍 Lactucin und Lactucerol sind die entscheidenden Wirkstoffe.

🏷️ Er wirkt sedierend und beruhigend, fördert den Schlaf, lindert leichte Schmerzen, wirkt mild krampflösend und stillt den Hustenreiz. (Vgl. Fuchs, et al., 2001, S. 102)

📌 Bei Überdosierung kann er Schweißausbrüche, Herzrasen und Kopfschmerzen verursachen.

ZWANZIG
DER GINGKO
GINGKO BILOBA

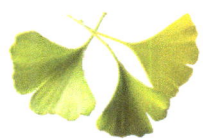

Auch bekannt als Mädchenhaarbaum, Japanischer Tempelbaum, Elefantenohrbaum, Fächerblattbaum, Großvater-Enkel-Baum, Silberaprikose: der Ginkgo ist unter vielen Namen bekannt und gilt als Sinnbild für langes Leben.

🌶 130 °C

🌱 Blätter

🔍 Flavonglycoside, Gerbstoffe, sehr wenig ätherisches Öl

▪ Er fördert die Durchblutung und unterstützt den Heilungsprozess bei Tinnitus oder einem Ohrinfarkt. Zudem wirkt er gedächtnisfördernd und hilft bei Asthma sowie Bronchitis.

EINUNDZWANZIG
DER GINSENG
PANAX GINSENG (GINSENG RADIX)

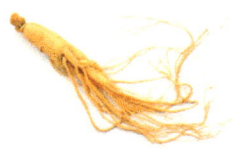

Ginseng ist auch unter den deutschen Namen „Kraftwurzel" oder „Menschenwurzel" bekannt.

🌶 175-190 °C

🌱 Wurzeln (Es werden nur ganz wenige "Krümel" benötigt: 0,5 g pro Anwendung.)

🔎 Ginsenoside, wenig ätherisches Öl

▬ Der Gehirnstoffwechsel wird angeregt, wodurch chronische Müdigkeit abnimmt. Gleichzeitig steigt die Abwehrbereitschaft des Körpers, und die Widerstandskraft verbessert sich, insbesondere bei Stress und Depressionen. (Vgl. Fuchs, et al., 2001, S. 53)

ZWEIUNDZWANZIG
DIE GOLDRUTE
SOLIDAGO VIRGAUREA

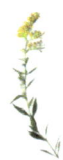

Sie wird auch Gewöhnliche Goldrute, Petrusstab, Ungsengkraut und Heidnisch Wundkraut genannt.

🌶 100-150 °C

🌱 Blätter und Blütenknospen

🔍 Phenolglycoside, Flavonoide, Triterpensaponine, Gerbstoffe, Kaffeesäurederivate und ätherische Öle

▪ Sie wirkt entzündungshemmend und harntreibend bei Nierenbeschwerden, Harnleiter- und Blasenentzündungen. Ihre blutreinigende Wirkung unterstützt den Heilungsprozess bei Gicht, Rheuma und Diabetes.

📌 Damit Schadstoffe effektiv ausgespült werden können, sollte dem Körper ausreichend Flüssigkeit zugeführt werden.

DAS GOTU KOLA
CENTELLA ASIATICA

Andere Namen sind Indischer- oder Asiatischer Wassernabel, Tigergras, Brahmi, Fo-ti-tieng, Wassernabelkraut oder Hydrocotyle.

🌶 100-150 °C

🌱 Blätter

🔍 Ätherische Öle (Kaempferol, Caryophyllen, Cymen, Germacren, Pinen), Triterpensaponine, Flavonoide, Flavonolglykoside, Phytosterole, Hydrocotylin (Alkaloid) und Saponine.

🌿 Gotu Kola stärkt das Immunsystem, wirkt antioxidativ, stimulierend und entzündungshemmend.

DAS GUARANA

PAULLINIA CUPANA

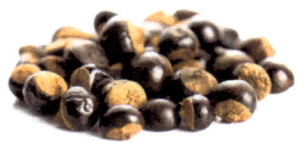

Weil der Same der Guaranafrucht drei bis viermal so viel Koffein enthält wie Kaffee, trägt es den Spitznamen „Koffei-Liane".

🌶 180-200 °C

🌱 Samen (zerkleinert)

🔍 Koffein, Theobromin und Theophyllin

🌸 Wie eine Mischung als Kaffee und Kakao

📃 Es wirkt belebend und euphorisierend bei Müdigkeit, zeigt antidepressive Eigenschaften und hilft, Fieber zu senken.

📌 Es enthält sehr viel Koffein, deshalb nur ganz wenige Krümel verwenden!

FÜNFUNDZWANZIG
DER HANF
CANNABACEAE

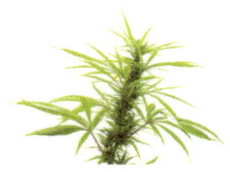

Auch Marihuana, Haschisch (das Harz), Arme-Leute-Kraut und Cannabis genannt.

120 °C – löst THCA: Bei Antiphlogistikum, Anti-Epilepsie

130 °C – löst CBDA: Antibakteriell

157 °C – löst THC (Delta 9): Euphorische und beruhigende Wirkung, fördert den Appetit

165 °C – löst CBD: Analgetikum, beruhigend

175 °C – löst THC (Delta 8): Ähnlich wie Delta 9, aber weniger Psychoaktiv, unterstützt das Nervensystem

185 °C – löst CBN: baut CBD ab und hat eine beruhigende Wirkung

205 °C – löst Benzol: Es werden Schadstoffe freigesetzt

202 °C – löst THCV & CBC: THCV blockiert die Aufnahme von THC; CBC ist antimykotisch und entzündungshemmend (gleichzeitig werden Schadstoffe freigesetzt)

(Vgl. Coffeeshop Relax, 2024)

🌱 Das Harz der weiblichen Blütenstände, junge Blätter weiblicher Pflanzen

🔍 Cannabinoide, besonders Tetrahydrocannabinol (THC), sowie Cannabidiol (CBD), sehr wenig Ätherisches Öl, Harze, u. a.

🍵 Es wirkt entspannend bei Krampfneigung, lindert Schmerzen, reduziert Brechreiz und Übelkeit, steigert den Appetit, senkt den Augeninnendruck und fördert psychische Entspannung. Es findet Anwendung bei Patienten mit Erkrankungen wie Krebs, Multipler Sklerose (MS) und Epilepsie. Der Wirkstoff THC kann zudem Rauschzustände hervorrufen. (Vgl. Fuchs, et al., 2001, S. 55)

📌 Die aktuelle Gesetzgebung ist zu beachten.

Aufgrund des Harzes entsteht Rauch im Verdampfungsprozess, dieser kann Nebenwirkungen wie Hustenreiz und trockene Schleimhäute erzeugen.

DAS HERZGESPANN
LEONURUS CARDIACA

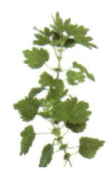

Es wird auch das Echte Herzgespann, Löwenschwanz oder Herzspannkraut genannt.

150-180 °C

Blätter und Blüten

Ätherische Öle, Glykoside, Alkaloide, Gerb- und Bitterstoffe

Leicht bitter

Es reguliert den Puls, wirkt leicht blutdrucksenkend bei erhöhtem Blutdruck, fördert Entspannung, beruhigt und hat eine entkrampfende Wirkung.

DIE HIMBEERE
RUBUS IDAEUS (RUBI IDAEI FOLIUM)

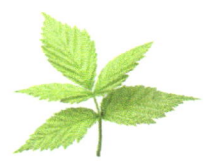

Sie wird auch Hintperi oder Mollbeere genannt.

➤ 180-200 °C

🌱 Blätter

🔍 Gerbstoffe, Tannine, Ellagsäure und Flavonoide

Sie wirkt entzündungshemmend, blutreinigend und schweißtreibend, beispielsweise bei Fieber. Zudem stärkt sie das Immunsystem und wird bei Halsentzündungen, Husten sowie rheumatischen Beschwerden angewendet.

ACHTUNDZWANZIG
DER HOPFEN
HUMULUS LUPULUS (LUPULI STROBULI)

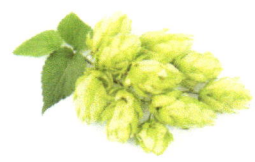

Der Gewöhnliche Hopfen gehört zur Familie der Hanfgewächse.

🌶 130 °C

🌱 Junge Blüten (Hopfenzapfen)

🔍 Harze mit Bitterstoffen (Lupulin und Humulin) und ätherisches Öl

🌸 Hopfig-blumig, leicht

▬ Er wird angewendet bei nervöser Unruhe, Erschöpfungszuständen, Schlafstörungen sowie bei leichter Angst und Depression. Zudem hilft er bei nervösen Magenbeschwerden und wirkt insgesamt stabilisierend auf das vegetative Nervensystem.

NEUNUNDZWANZIG
DER INGWER
ZINGIBER OFFICINALE (ZINGIBERIS RHIZOMA)

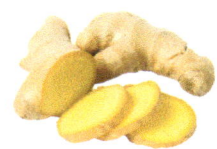

Er wird auch Ingber und Imber und der Wurzelstock auch Immerwurzel und Ingwerwurze genannt.

🌶 130-140 °C

🌱 Wurzel / Knolle

🔍 Ätherisches Öl (Zingiberen und Zingiberol) und Gingerol

▪ Er lindert Übelkeit, auch bei Reisekrankheit, wirkt allgemein stimulierend, tonisierend und regulierend auf den Kreislauf. Zudem werden ihm verdauungsfördernde und appetitanregende Eigenschaften zugeschrieben.

DAS JOHANNISKRAUT
HYPERICUM PERFORATUM

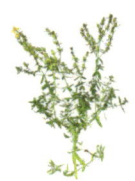

Andere Namen sind Herrgottswundkraut, Sonnwendekraut und Hartheu oder auch Herz-Jesu-Kraut.

🌶 130-190 °C

🌱 Kraut und frische Blüten

🔍 Hypericin, Hyperosid, Ätherisches Öl, Flavonoide

▬ Es wirkt beruhigend, stimmungsaufhellend und bei kurmäßiger Anwendung antidepressiv. Zudem regt es den Kreislauf an.

📌 Während der Anwendung kann die Lichtempfindlichkeit der Haut erhöht sein. Dieser Effekt tritt besonders bei äußerlicher Anwendung auf, wurde jedoch in seltenen Fällen auch bei innerlicher Anwendung beobachtet. (Vgl. Fuchs, et al., 2001, S. 63)

DIE KAMILLE
MATRICARIA CHAMOMILLA (MATRICAREAE FLOS)

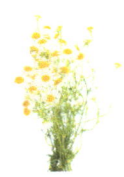

Die Echte Kamille wird auch Apfelkraut, Weiße Blume, Camille, Feldkamille, Hermel und Kummerblume genannt.

🌶 120-190 °C

🌱 Blüten

🔍 Ätherisches Öl mit Chamazulen, Bisabolol, Cumarine, Flavone

▪ Sie wirkt entzündungshemmend und krampflösend bei Magenbeschwerden und Blähungen, lindert Reizzustände der Atemwege und zeigt zudem eine schweißtreibende sowie mäßig fiebersenkende Wirkung.

ZWEIUNDDREISSIG
DIE KATZENKRALLE
UNCARIA TOMENTOSA

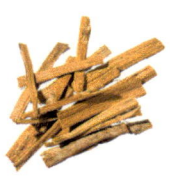

Sie ist auch bekannt als Katzenklaue, Krallendorn oder Peru-Ranke.

🌶 150-180 °C

🌱 Rinde

🔍 Alkaloiden, Quinovinsäureglykosiden, Terpenoide und Flavonoide.

🏷 Ihr werden antioxidative, krebshemmende, antivirale und entzündungs-hemmende Eigenschaften zugeschrieben.

DREIUNDDREISSIG
DIE KATZENMINZE
NEPETA CATARIA

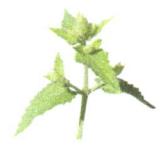

Die echte Katzenminze wird auch Echter Andorn, Katzenmelisse und Katzenkraut genannt.

🌶 100-150 °C

🌱 Blätter und Blütenknospen

🔍 Ätherisches Öl, das hauptsächlich aus α- und β-Nepetalacton und Nepetalsäure besteht, außerdem Epinepetalacton Citronellol, Geraniol, α- und β-Citral und andere

✻ Frisch-blumig, nach Minze

Sie wirkt schweißtreibend und fiebersenkend, schmerzstillend und krampflösend.

VIERUNDDREISSIG
DER KLATSCHMOHN
PAPAVER RHOEAS

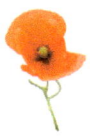

Er wird im deutschen Sprachgebrauch auch Mohnblume und Klatschrose genannt.

130-180 °C

Blüten

Alkaloide (Rhoeadin, Allocryptopin, Berberin, Coptisin, Papaverin, Roemerin und Sinactin), Schleimstoffe, Gerbstoffe, Meconsäure und Mecocyanin.

Er wirkt schleimlösend, schmerzstillend und beruhigend auf die Atemwege, insbesondere bei Husten. Darüber hinaus hat er eine beruhigende Wirkung bei Nervosität und Schlafstörungen.

FÜNFUNDDREISSIG
DIE KÖNIGSKERZE
VERBASCUM THAPSUS

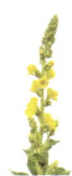

Fackelblume, Wollkraut, Donnerkerze, Himmelsbrand, Windblume, Unholdskerze und Kunkel sind weitere volkstümliche Namen der Königskerze.

🌶 130-150 °C

🌱 Blüten

🔍 Schleimstoffe, Saponine, Flavonoide und Iridoide

▢ Sie wirkt antiviral und schleimlösend in den Atemwegen, insbesondere bei Asthma und Lungenerkrankungen, und lindert Nervenschmerzen, wie beispielsweise bei Gürtelrose.

SECHSUNDDREISSIG
DAS KURKUMA
CURCUMA LONGA (CURCUMA LONGAE RHIZOME)

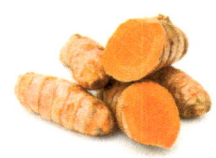

Es wird auch Gelbwurz genannt.

🌶 130-150 °C

🌱 Wurzel / Knolle

🔍 Ätherisches Öl, Bitterstoffe

▱ Sie wirkt entzündungshemmend sowie galletreibend und -fördernd, insbesondere bei Entzündungen der Gallenblase oder der Gallenwege.

📌 Kurkuma sollte bei Gallensteinen oder einem Verschluss der Gallenwege nicht angewendet werden. (Vgl. Fuchs, et al., 2001, S. 67)

SIEBENUNDDREISSIG
DER LAVENDEL
LAVANDULAE ANGUSTIFOLIA (LEVANDULAE FLOS)

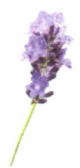

Es wird auch Hirnkraut, Spiker und Schwindelkraut genannt.

🌶 130 °C

🌱 Blüten

🔍 Ätherisches Öl mit Linalylacetat, Flavonoide, Phytosterole, Cumarine

🌸 Intensiv nach Lavendel

🍃 Er wirkt ausgleichend auf das gesamte Nervensystem, wirkt antiseptisch und regt den Gallefluss an. Zudem harmonisiert er nervöse Einflüsse, beispielsweise bei Schlafstörungen oder nervösen Herz- und Verdauungsbeschwerden. Er lindert Verkrampfungen, fördert Entspannung und unterstützt den Heilungsprozess bei Erkältungskrankheiten. (Vgl. Fuchs, et al., 2001, S. 72)

ACHTUNDDREISSIG
DIE LINDE
TILIA CORDATA (TILIAE FLOS)

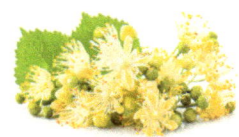

Sie wird auch Gerichtsbaum oder Gerichtslinde genannt.

🌶 100-130 °C

🌱 Vorzugsweise Blüten (und Blätter)

🔍 Ätherisches Öl und Flavonoide

🏷 Ihre wichtigste Eigenschaft ist ihre schweißtreibende und ausleitende Wirkung, durch die sie den Körper bei Infekten entgiftet und die Abwehrkräfte stärkt.

DIE LOBELIE
LOBELIA INFLATA

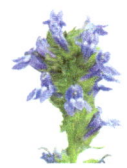

Sie wird auch indischer Tabak genannt.

🌶 100-130 °C

🌱 Blätter / Kraut

🔍 Lobelin und verwandte Nebenalkaloide

▪ Sie regt die Atmung an, wirkt dabei antiasthmatisch, krampflösend und auswurffördernd. Außerdem wirkt sie leicht stimulierend.

📌 Bei empfindlichen Menschen kann Übelkeit auftreten. (Vgl. Fuchs, et al., 2001, S. 69)

VIERZIG
DAS MÄDESÜSS
FILIPENDULA ULMARIA

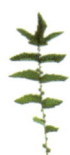

Das Echte Mädesüß wird unter anderem Wiesengeißbart, Wiesenkönigin, Geißripp oder Johanniswedel genannt.

🌶 100-150 °C

🌱 Blätter und Blütenknospen

🔍 Es enthält unter anderem Salicylsäure, Flavonoide, Gerbsäuren, ätherisches Öl und Zitronensäure, außerdem Glykosid.

▬ Es wirkt schweiß- und harntreibend, entzündungshemmend – insbesondere bei Rheuma, Asthma, Gicht und Erkältungen – und zudem schmerzlindernd.

📌 Glykosid kann bei zu hoher Dosierung Kopfschmerzen auslösen.

DIE MARIENDISTEL
SILYBUM MARIANUM

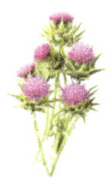

Sie trägt auch Namen wie Heilandsdistel, Christi Krone, Fieberdistel, Donnerdistel, Frauendistel und wilde Artischocke.

130-180 °C

Blätter (und Blüten)

Flavonoide, Bitterstoffe, Gerbstoff, biogene Amine, Silymarin, ätherische Öle, unbekannte scharfe Stoffe und Harze

Leicht bitter

Sie wirkt entgiftend, harntreibend und krampflösend und wird insbesondere bei Allergien und Migräne eingesetzt.

DIE MATE
ILEX PARAGUARIENSIS

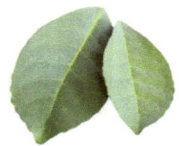

Mate, auch bekannt als Yerba Mate, Paraguay-Tee oder Jesuiten-Tee, ist ein traditionelles Getränk mit einer langen Geschichte.

🥄 190-200 °C

🌱 Blätter

🔍 Koffein, Theobromin, Theophyllin, Gerbstoffe und andere

🌸 Etwas leichter wie Grüner Tee

📋 Sie wirkt stimulierend und leistungssteigernd, zudem krebshemmend und unterstützend bei Depressionen.

📌 Sie enthält Koffein.

DIE MELISSE
MELISSA OFFICINALIS

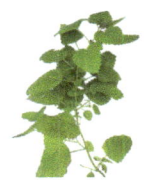

Sie wird auch Frauenwohl, Herztrost und Zitronenmelisse genannt.

🌶 140-150 °C

🌱 Blätter (vor der Blüte ernten)

🔍 Ätherisches Öl, Citronellal, Flavonoide, Gerbstoffe

🌸 Frisch-zitronig

📋 Sie wirkt entspannend und beruhigend, beispielsweise bei Depressionen, Angst- und Schlafstörungen sowie Kopfschmerzen, und besitzt zudem antibakterielle Eigenschaften.

VIERUNDVIERZIG
DER MUSKATELLERSALBEI
SALVIA SCLAREA

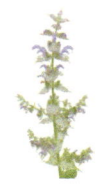

Er wird auch Muskatsalbei genannt.

🌶 130 °C

🌱 Blätter und Blüten

🔍 Ätherisches Öl und Harze

🌸 Die Blätter schmecken milder, ähnlich wie Salbei, während die Blüten einen intensiven, herben, harzigen, süßen und würzigen Geschmack aufweisen. Es empfiehlt sich, beide zu mischen und dabei nur einen kleinen Anteil der intensiv riechenden Blüten hinzuzufügen.

🌿 Er wirkt krampflösend bei Menstruationsbeschwerden, Kopfschmerzen und Verspannungen. Zudem lindert er Heiserkeit und Stimmverlust, insbesondere wenn er direkt bei den ersten Anzeichen inhaliert wird.

DAS MUTTERKRAUT
TANACETUM PARTHENIUM

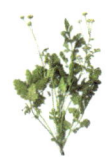

Es wird auch Falsche Kamille, Zierkamille oder Fieberkraut genannt.

🌶 130-180 °C

🌱 Blätter und Blüten

🔍 Es enthält ätherisches Öl (hauptsächlich Campher), Sesquiterpenlacton-Bitterstoffe (Parthenolid) und Flavonoide.

🧫 Es wirkt entzündungshemmend und krampflösend und ist besonders geeignet zur Behandlung von Husten, Asthma, Fieber, Rheuma und Gicht.

DIE NACHTKERZE

OENOTHERA BIENNIS

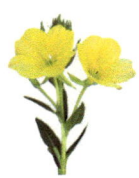

Die Gemeine- oder Gewöhnliche Nachtkerze wird auch Sommerstern, Stolzer Heinrich oder Rapontika genannt.

🌶 150-200 °C

🌱 Blüten

🔍 Gerbstoffe, Phytosterole, Harze und andere

▬ Sie wirkt blutdrucksenkend und beruhigend, insbesondere bei Asthma, Magen-Darm-Beschwerden sowie Wechseljahresbeschwerden.

DIE PASSIONSBLUME
PASSIFLORA INCARNATA

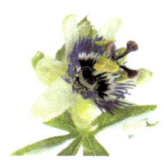

Ihre Früchte werden Passionsfrucht oder auch Maracuja genannt.

🌶 150-180 °C

🌱 Blätter

🔍 Flavonoide (insbesondere Isovitexin und Isoorientin), wenig ätherisches Öle, essenzielle Fettsäuren und Cumarin-Derivate

▪ Sie wirkt beruhigend, sedierend und angstlösend, insbesondere bei Depressionen, Angstzuständen und Schlafstörungen.

📌 Sie ist ein leichter MAO-Hemmer, weshalb Wechselwirkungen mit anderen Medikamenten auftreten können.

DIE PFEFFERMINZE
MENTHA PIPERITA

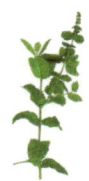

Es gibt verschiedene Arten der Minze, von denen viele ebenfalls vaporisiert werden können. Dabei kann die Verteilung ihrer Bestandteile variieren.

🌶 130-180 °C

🌱 Blätter, idealerweise am Beginn der Blütezeit

🔍 Ätherisches Öl (Menthol), Flavonoide und andere

🌸 Intensiv nach Menthol: scharf und frisch

▬ Sie befreit verstopfte Nasen und lässt Schleimhäute abschwellen, wirkt entkrampfend und schmerzstillend bei Kopfschmerzen sowie bei leichten krampfartigen Menstruationsbeschwerden und lindert Entzündungen der Gallenblase und -wege.

📌 Sie sollte bei Kindern und Säuglingen nicht angewendet werden, da diese eine erhöhte Empfindlichkeit gegenüber Menthol aufweisen.

NEUNUNDVIERZIG
DIE QUECKE
ELYMUS REPENS

Die Gemeine- und Gewöhnliche Quecke wird auch Kriechquecke genannt.

🌶 175-200 °C

🌱 Wurzeln

🔍 Schleimstoffe, Saponine, ätherische Öle u. a.

🧀 Sie wirkt entzündungshemmend, kreislaufanregend sowie harntreibend und unterstützt die Ausscheidung von Schadstoffen. Daher eignet sie sich hervorragend zur Behandlung von entzündlichen Erkrankungen. Begleitend wird empfohlen, viel zu trinken, idealerweise stilles Wasser oder Tee.

DER ROSMARIN
ROSMARINUS OFFICINALIS (ROSMARINI FOLIUM)

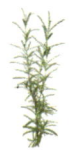

Er ist auch unter dem Namen Weihrauchkraut oder Maria Reinigung bekannt.

🌶 130 °C

🌱 Blätter / Nadeln

🔍 Ätherisches Öl mit Cineol und Kampher, Harze und Flavonoide

🌸 Leicht harzig nach Fichten- oder Kiefernadeln.

▭ Er stärkt bei nervösen Erschöpfungszuständen, wirkt ausgleichend und tonisierend, fördert die Durchblutung und lindert Krämpfe. Zudem stärkt er das Herz und regt sowohl die Magensaft- als auch die Gallenbildung an. (Vgl. Fuchs, et al., 2001, S. 81)

📌 In der Schwangerschaft sollte er nicht anwendet werden.

DER ROTKLEE
TRIFOLIUM PRATENSE

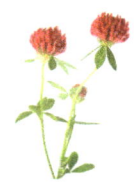

Er wird auch Wiesenklee genannt.

🌶 100-140 °C

🌱 Blüten

🔍 Flavonoide, Phytoöstrogene (Isoflavone), darunter Genistein, Daidzein, Biochanin A und Formononetin, ätherische Öle, Gerbstoffe

🍃 Rotklee wird im Vaporizer angewendet, um Wechseljahresbeschwerden, Arthritis, Asthma, Keuchhusten und Krebs zu lindern.

DER SALBEI

SALVIA OFFICINALIS (SALIAEA FOLIUM)

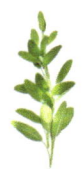

Er wird auch Echter- und Gemeiner Salbei, sowie Garten-Salbei genannt. Es gibt verschiedene Arten, die eine andere Verteilung der Wirkstoffe aufweisen können.

🌶 190-200 °C

🌱 Blätter

🔍 Ätherisches Öl (u. a. Thujon und Kampher), Gerb- und Bitterstoffe sowie Flavonoide

🌸 Leicht scharf und frisch und erinnert etwas an Kiefer

▭ Er wirkt krampflösend, lokal entzündungshemmend und desinfizierend bei eitrigen Atemwegserkrankungen, mindert die Schweißsekretion, beispielsweise bei Wechseljahresbeschwerden, und besitzt beruhigende Eigenschaften.

📌 Während der Schwangerschaft sollte er innerlich nicht angewendet werden.

DIE SCHARFGABE
ACHILLEA MILLEFOLIUM

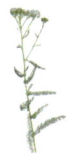

Die Gemeine Scharfgarbe wird auch Tausendblatt, Bauchwehkraut und Grundheil genannt.

🌶 130-190 °C

🌱 Das gesamte Kraut (ohne Wurzeln)

🔍 Ätherisches Öl, Flavone und Bitterstoffe

▪ Sie wirkt blutstillend, desinfizierend, entkrampfend und entzündungshemmend und findet Anwendung bei Regelbeschwerden, Krampfhusten und spastischer Bronchitis.

📌 Manche Menschen reagieren im Berührungskontakt allergisch auf die Schafgarbe.

DIE SCHLANGENWURZEL

RAUWOLFIA SERPENTINA (RAUWOLFIAE RADIX)

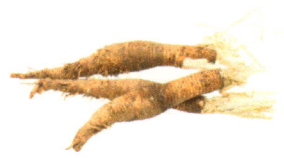

Sie heißt auch Indische Schlangenwurzel.

🌶 130 °C

🌱 Wurzel

🔍 Alkaloide (hauptsächlich Reserpin) und andere

▨ Sie wirkt blutdrucksenkend, antidepressiv, beruhigend und krampflösend. Aufgrund ihrer starken Wirkung sollte sie nur punktuell und in geringer Dosierung angewendet werden.

🌶 Eine Langzeitanwendung kann Angstzustände und Depressionen hervorrufen, während eine Überdosierung Herz- und Kreislaufbeschwerden verursachen kann.

DAS SIBIRISCHE HERZGESPANN
LEONURUS SIBIRICUS

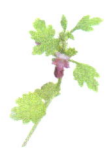

Trivialnamen sind Marihuanilla (von „Marijuanillo" spanisch direkt übersetzt „kleiner Hanf"), Sibirischer Löwenschwanz und Sibirisches Mutterkraut.

🌶 150-180 °C

🌱 Das gesamte Kraut.

🔍 Alkaloide (Leonurinin, Leonuridin, Stachydrin, und Leuronurin), außerdem Prehispanolon, Cycloleonurinin, Leoheterin und Preleoheterin

▬ Es wirkt blutdrucksenkend, antikarzinogen, beruhigend und entkrampfend, insbesondere bei Entzug und Depressionen sowie leicht euphorisierend.

DAS SINICUICHI

HEIMIA SALICIFOLIA

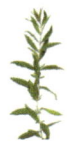

Es heißt zu Deutsch „Sonnenöffner".

🌱 130-190 °C

🌿 Blätter und Blütenknospen

🔍 Chinolizidin, Alkaloide u.a. Cryogenin, Lythrin, Lyfolin, Nesidin, Vertin, Heimidin und andere

▭ Es wirkt beruhigend, fördert das Einschlafen und zeigt zudem leicht euphorisierende und psychedelische Eigenschaften.

📌 Bei regelmäßiger Anwendung kann die Wirkung nachlassen, und es kann zu einer Beeinträchtigung des Kurzzeitgedächtnisses kommen. Erfahrungsgemäß regulieren sich diese Nebenwirkungen, wenn die Anwendung unterbrochen wird.

DER SONNENHUT

ECHINACEA ANGUSTIFOLIA

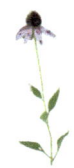

Er wird auch Roter Sonnenhut oder Echinacea genannt.

🌶 130 °C

🌱 Die Wurzeln und das Kraut.

🔍 Echinacin, ätherisches Öl, Echinacosid und andere

🧈 Er stärkt die Abwehr durch die Anregung des Immunsystems.

📌 In seltenen Fällen kann es zu allergischen Reaktionen kommen. (Vgl. Fuchs, et al., 2001, S. 89)

DIE STEPPENRAUTE

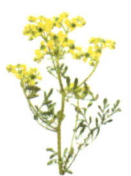

Sie wird im deutschen Sprachraum auch Harmalkraut, Syrische Steppenraute oder Afrikanische Raute genannt.

🌶 130-190 °C

🌱 Früchte / Samen

🔍 Harmalin, Harmin und verwandte Alkaloide

▬ Sie wirkt antidepressiv und beruhigend, unterstützt bei Parkinsonismus durch eine ausgleichende Wirkung auf das Nervensystem und besitzt zudem antibakterielle Eigenschaften.

📌 Zu hohe Dosen können eine Vergiftung verursachen.

NEUNUNDFÜNFZIG
DER TEE
CAMELLIA SINENSIS

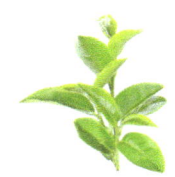

Mit Tee sind die Sorten Grüner- und Schwarzer Tee gemeint, wobei Grüner Tee empfohlen wird, da er weniger verarbeitet ist.

🌶 170-180 °C

🌱 Blätter und Triebspitzen

🔍 Threobromin, Theophyllin, ätherisches Öl und vor allem Koffein

🌸 Der typische Geschmack von Tee, leicht herb.

📜 Er wirkt belebend und leistungssteigernd, schlafhemmend, gefäßerweiternd sowie krebs- und durchfallhemmend.

📌 Er enthält Koffein, und ein dauerhafter Gebrauch kann zur Abhängigkeit führen.

SECHZIG
DER THYMIAN
THYMUS VULGARIS

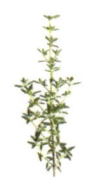

Er wird auch Quendel genannt.

180-200 °C

Das Kraut

Ätherisches Öl: Thymol und andere

Scharf und etwas frisch.

Er unterstützt den Heilungsprozess bei Schnupfen, akuter oder chronischer Bronchitis sowie bei Krampfhusten. Zudem kann er Schleim lösen und wirkt antibakteriell.

DER WALDMEISTER
GALIUM ODERATUM U.A.

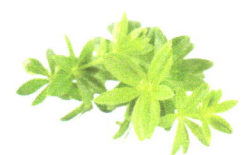

Er wird auch Maikraut, Maienkraut und Leberkraut genannt.

🥄 130 °C

🌱 Blätter und Blütenknospen

🔍 Aus dem Cumaringlycosid wird beim Trocknen das Cumarin, außerdem Asperulosid u. a.

🌸 Leicht vanille-ähnlich sowie würzig-süß

Er wirkt gefäßerweiternd, krampflösend und entzündungshemmend und findet unter anderem Anwendung bei Leberstauungen.

📌 Der Waldmeister enthält den Wirkstoff Cumarin, der bei übermäßiger Anwendung oder hoher Konzentration zu Nebenwirkungen wie Kopfschmerzen, Schwindel oder Übelkeit führen kann.

ZWEIUNDSECHZIG
DIE WEIDENRINDE
SALIX ALBA U.A.

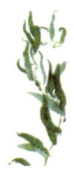

Es gibt verschiedene Sorten der Weidenrinde, die sich in ihrer Zusammensetzung der Inhaltsstoffe unterscheiden, insbesondere in der Verteilung und Konzentration der einzelnen Wirkstoffe. Die Die Silberweide enthält die höchste Konzentration an Salicylverbindungen.

🌶 220-235 °C

🌱 Rinde

🔍 Phenolglykoside wie das Salicin, Flavanoide u. a.

🌸 Leicht nach Salicin

▭ Sie wirkt schmerzlindernd, blutverdünnend, fiebersenkend und antirheumatisch.

🚀 Einige Menschen reagieren empfindlich auf Salizylate. (Vgl. Fuchs, et al., 2001, S. 100)

DREIUNDSECHZIG
DER WERMUT
ARTEMISIA ABSINTHIUM

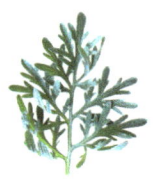

Er wird auch Gemeiner Wermut oder Wurmkraut genannt.

Die Anwendungsmöglichkeiten des Wermuts im Vaporizer entsprechen denen des **Beifußes** (artemisia) - Nr. 7.

VIERUNDSECHZIG
DER WEISSDORN
CRATAEGUS MONOGYNA U.A.

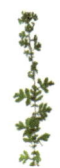

Er wird auch Hagedorn, Mehlbeere und Saurauch genannt.

🔥 150-190 °C

🌱 Blätter und Blüten

🔍 Flavonoide, Proanthocyanidine u. a.

📋 Er wirkt bei kurmäßigem Gebrauch herzstärkend und blutdruckregulierend.

DIE WURZELPETERSILIE
PETROSELINUM RADIX

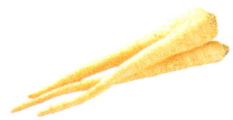

Die Wurzelpetersilie, auch bekannt als Knollenpetersilie oder Petersilienwurzel, ist auch eine vielseitige Zutat in der Küche.

🥄 180-200 °C

🌱 Wurzel

🔍 Ätherisches Öl mit Apiol und Myristicin u. a.

▪ Sie wirkt stark harntreibend und entwässernd, insbesondere bei Bluthochdruck und Herzleistungsschwäche, die häufig mit Wassereinlagerungen einhergehen, welche den Kreislauf zusätzlich belasten. Entwässernde Heilpflanzen unterstützen dabei, überschüssige Flüssigkeit sanft aus dem Körper auszuleiten und die Nieren zu entlasten. Außerdem kann sie eine Muskelkontraktion der Gebärmutter auslösen und wird auch bei Blähungen angewendet.

📌 Es sollte nicht in der Schwangerschaft angewendet werden.

SECHSUNDSECHZIG
DER YSOP
HYSSOPUS OFFICINALIS

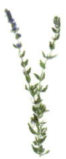

Er wird auch Bienenkraut und Josefskraut genannt.

🌶 100-150 °C

🌱 Blätter und Blüten

🔍 Ätherisches Ysop-Öl mit Pinocamphon und Isopinocamphon, außerdem Bitterstoffe, Glykoside, Gerbstoffe und Cholin sowie ein geringer Anteil an Campher

▭ Er wirkt entzündungshemmend und schweißhemmend bei Atemwegserkrankungen, hat eine leicht abführende Wirkung und fördert die Verdauung, insbesondere bei Blähungen.

DAS ZINNKRAUT

EQUISETUM ADVERSE

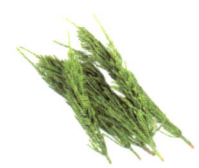

Es ist auch unter dem Namen Ackerschachtel-und *Schachtelhalmkraut bekannt.*

🌶 100-150 °C

🌱 Das Kraut.

🔍 Saponine, Kieselsäure und Silikate, Flavonoide (insbesondere Kämpferöl und Quercetin), geringe Mengen Alkaloide wie Nikotin und andere

🍵 Es wirkt Schleimlösend und zusammenziehend, sowie blutreinigend und tonisierend.

📌 Wer eine Nikotinentwöhnung hinter sich hat, sollte Ackerschachtelhalm besser meiden, da er geringe Mengen an Alkaloiden wie Nikotin enthalten kann.

ACHTUNDSECHZIG
DIE ZISTROSE
CISTUS INCANUS

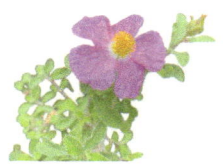

Sie wird auch Cistrose geschrieben.

🌶 130-140 °C

🌱 Das Kraut

🔍 Phenolsäuren, Flavonoide, hydrolysierbare Gerbstoffe sowie ätherisches Öl (Sesquiterpene), Harz und Wachs mit Diterpenen

▬ Sie wirkt entzündungshemmend im Mund- und Rachenraum und bietet antioxidativen Zellschutz.

TEIL SECHS
MISCHUNGEN SELBST HERSTELLEN

GRUNDLAGEN

Heilpflanzenmischungen bieten zahlreiche Vorteile gegenüber der Verwendung einzelner Heilpflanzen. Sie ermöglichen es, mehrere Symptome gleichzeitig zu behandeln und die Wahrscheinlichkeit zu erhöhen, dass zumindest eine der Pflanzen gut auf deinen Körper anspricht. Außerdem kannst du durch gezielte Zusammenstellung den Geschmack und Geruch der Mischung anpassen und so eine angenehmere Anwendung erreichen.

Die Wahl der Heilpflanzen für eine Mischung sollte gut überlegt sein. Es ist wichtig, dass die Pflanzen auf ein gemeinsames Anwendungsfeld abgestimmt sind. Beispielsweise könnte eine Mischung gegen Husten, Basilikum für die Beruhigung, Andorn für die Schleimlösung, Königskerze für die Unterstützung der Atemwege und Eukalyptus für seine antibakteriellen Eigenschaften enthalten. Eine harmonische Kombination steigert nicht nur die Wirksamkeit, sondern macht die Anwendung angenehmer.

Geschmacklich oder geruchlich dominante Heilpflanzen wie Pfefferminze, Lavendel oder Nelke können eine Mischung bereichern, sollten aber mit Bedacht dosiert werden.

Teste neue Mischungen zunächst in kleinen Mengen, um sicherzustellen, dass alle Bestandteile gut harmonieren. Ein unangenehmer Geruch oder Geschmack kann den Genuss mindern und die Anwendung erschweren.

Bei der Auswahl der Pflanzen ist auch die Vaporisierungstemperatur entscheidend. Pflanzen, die unterschiedliche Temperaturbereiche benötigen, lassen sich nicht optimal gemeinsam verwenden. Achte darauf, Pflanzen zu wählen, die bei derselben Temperatur ihre Wirkstoffe freisetzen.

Die **Mengenverhältnisse** in einer Mischung sollten ebenfalls bedacht werden. Statt Pflanzen nach Gewicht zu dosieren, ist es sinnvoller, sie nach Volumen zu messen. Dies stellt sicher, dass alle Bestandteile in der richtigen Menge in der Mischung vertreten sind. Kleine und leichte Samen wie Fenchel oder Nelke wiegen schwerer als Blattbestandteile. Damit sie im gleichen Anteil in der Mischung vorhanden sind, ist es besser, dich an einer Volumenmaßeinheit zu orientieren, als das Material abzuwiegen.

Ein praktisches Hilfsmittel zum Abmessen könnte ein Schraubverschluss, ein Kaffeelöffel oder ein Eierbecher sein.

Es ist wichtig, die Mischung vor dem Einsatz gründlich zu zerkleinern und gut durchzumischen, damit alle Bestandteile gleichmäßig verteilt sind. Besonders intensiv riechende Pflanzen wie Nelke oder Pfefferminze können ihre Aromen mit der Zeit an andere Bestandteile der Mischung abgeben, was dafür spricht, die Mischung vor der Verwendung gut „durchziehen" zu lassen.

Je nach Belieben können die Anteile einzelner Pflanzen auch individuell angepasst werden.

Die Rezepte

Im Folgenden findest du konkrete Rezeptvorschläge und Anregungen für Heilpflanzenmischungen, die ich erprobt habe. Diese dienen dir als Inspiration, deine eigenen Mischungen zu kreieren und anzupassen. Wenn du dir unsicher bist, welche Teile der Pflanzen verwendet werden, dann schau in den Porträts der Pflanzen, was ich dazu empfohlen habe.

Die geruchs- und geschmacksgebenden Pflanzenbestandteile einer Mischung habe ich mit einem Stern* markiert.

DURCHATMEN

150 GRAD

Dies ist eine Mischung zur Behandlung chronischer Atemwegserkrankungen der Nasennebenhöhlen und Bronchien/Lunge, wie beispielsweise Asthma, Heuschnupfen, chronische Bronchitis oder Sinusitis, kann dabei helfen, Symptome zu lindern und die Ausheilung zu unterstützen.

Zusammensetzung:

Jeweils 1 Teil: Ysop, Mutterkraut, Mädesüß, Königskerzenblüten, Kamillenblüten

Jeweils 2 Teile: Fenchelsamen* und Pfefferminze*

Anwendung:

1 x täglich 5-10 min

Bei allergischen Erkrankungen, wie beispielsweise Heuschnupfen kurz vor der Pollenzeit beginnen.

DREI
DRUCKLOS
150 GRAD

Dies ist eine Mischung zur Senkung und Regulierung des Blutdrucks sowie des Pulses und zur Stärkung des Herzens.

Zusammensetzung:

Jeweils 1 Teil: Herzgespann, Afr. Löwenohr, Nachtkerzenblüten, Weißdorn, Melisse*

Anwendung:

In der ersten Woche der Behandlung kann die Mischung täglich für 5–10 Minuten angewendet werden. Im Idealfall lässt sich die Anwendung anschließend auf alle zwei Tage reduzieren. Es ist jedoch wichtig, die Dosis nicht beliebig zu erhöhen, falls sich nicht sofort eine spürbare Besserung zeigt, da eine zu hohe Dosierung den gegenteiligen Effekt haben könnte – also einen weiteren Anstieg des Blutdrucks.

VIER
STRESS ADÉ
180 GRAD

Diese Mischung dient der Entspannung und fördert innere Ruhe. Sie kann dabei helfen, Stress abzubauen, das allgemeine Wohlbefinden zu steigern und einen Zustand der Gelassenheit herzustellen.

Zusammensetzung:

Jeweils 1 Teil: Herzgespann, Afr. Löwenohr, Kleines Habichtskraut, Blaues Helmkraut

2 Teile: Damiana*

Anwendung:

max. 1 x täglich 5-10 min

GUTE NACHT
130 GRAD

Diese Mischung unterstützt dabei, schneller zur Ruhe zu kommen, leichter einzuschlafen und eine erholsame Nacht zu erleben.

Zusammensetzung:

Jeweils 1 Teil: Lavendel*- und Hopfenblüten* sowie Eisenkraut und Giftlattich.

Anwendung:

Diese Mischung wird idealerweise einmal täglich für 5–10 Minuten angewendet, etwa 30 Minuten vor dem Schlafengehen, und das in einer entspannten Atmosphäre. Ihre Wirkung entfaltet sich besonders effektiv bei regelmäßiger Anwendung.

SECHS
ENTSPANNT VERDAUT
150 GRAD

Diese Mischung eignet sich zur Anwendung bei Blähungen, Magenkrämpfen und Mundgeruch. Sie kann zudem nach einer reichhaltigen und fettigen Mahlzeit verdampft werden, um die Verdauung zu unterstützen und Beschwerden zu lindern.

Zusammensetzung:

Jeweils 1 Teil: Fenchel-* und Anissamen*, Kamillenblüten, Gewürznelke* und Beifuß.

Anwendung:

5-10 min nach Bedarf

Anwendung:

Beifuß enthält Thujon einen Stoff, der in höheren Mengen potenziell gesundheitsschädlich sein kann.

SIEBEN
HUSTENLÖSER
130 GRAD

Diese Mischung hilft dabei, festsitzenden Schleim zu lösen und lindert gleichzeitig Reizhusten.

Zusammensetzung:

Jeweils 1 Teil: Andorn, Königskerzenblüten, Lobelie, Mutterkraut, Eukalyptus, Ysop und Schafgarbe.

2 Teile: Basilikum*

Anwendung:

Die Anwendung erfolgt nach Bedarf für 5–10 Minuten, jedoch maximal zweimal täglich. Achte darauf, während der Behandlung ausreichend Flüssigkeit zu dir zu nehmen, beispielsweise durch Kräutertee oder stilles Wasser. Zusätzlich empfiehlt es sich, über Wasserdampf zu inhalieren, um die Atemwege optimal feucht zu halten und den Heilungsprozess zu unterstützen.

ACHT
SCHNUPFNASE ADÉ
150 GRAD

Diese Mischung ist besonders wirksam bei Schnupfen und Entzündungen der Nasennebenhöhlen. Sie unterstützt die Befreiung der Atemwege und lindert begleitende Symptome wie Druckgefühle und Schleimansammlungen.

Zusammensetzung:

Jeweils 1 Teil: Königskerzenblüten, Gotu Kola, Mutterkraut, Anis

2 Teile: Pfefferminze*

Anwendung:

Die Anwendung erfolgt nach Bedarf für 5–10 Minuten, jedoch maximal zweimal täglich. Achte darauf, während der Behandlung ausreichend Flüssigkeit zu dir zu nehmen, beispielsweise durch Kräutertee oder stilles Wasser. Zusätzlich empfiehlt es sich, über Wasserdampf zu inhalieren, um die Atemwege optimal feucht zu halten und den Heilungsprozess zu unterstützen.

NEUN
HALSWEH ADÉ
180 GRAD

Diese Mischung entfaltet eine beruhigende und entzündungshemmende Wirkung im Hals-, Mund- und Rachenraum. Sie lindert Beschwerden wie Schmerzen, Schwellungen und Reizungen und fördert die Regeneration der Schleimhäute.

Zusammensetzung:

Jeweils 1 Teil: Kamillenblüten, Thymian*

2 Teile: Himbeerblätter

Anwendung:

Die Anwendung erfolgt für 5–10 Minuten nach Bedarf, maximal jedoch zweimal täglich. Achte darauf, ausreichend Flüssigkeit zu dir zu nehmen. Zusätzlich kannst du über Wasserdampf inhalieren, um die Atemwege zu befeuchten und Beschwerden weiter zu lindern.

ZEHN
DURCHGEFALLEN ADÉ
150 GRAD

Diese Mischung wirkt lindernd bei Magen-Darm-Beschwerden und unterstützt die Behandlung von Durchfall, indem sie beruhigende und entzündungshemmende Wirkstoffe freisetzt.

Zusammensetzung:

Jeweils 1 Teil: Eisenkraut, Goldrute, Nachtkerzenblüten, Schafgarbe und Lavendelblüten*

Anwendung:

Nach Bedarf 5-10 min.

ELF
RUNTER-KÜHLEN
130 GRAD

Diese Mischung unterstützt den Körper bei Fieber und Infekten, indem sie das Immunsystem stärkt, entzündungshemmend wirkt und den Heilungsprozess fördert.

Zusammensetzung:

Jeweils 1 Teil: Lindenblüten, Mädesüß, Mutterkraut, Sonnenhut (Wurzel und oder Kraut) und Katzenminze*

Anwendung:

Die Mischung kann 5-10 Minuten nach Bedarf angewendet werden. Bitte trinke außerdem reichlich Flüssigkeit, wie z. B. kalten Kräutertee oder stilles Wasser, um den Heilungsprozess zu unterstützen und den Körper ausreichend zu hydrieren.

NACHWORT

Das Wissen über Phytoinhalation steckt ja noch in den Kinderschuhen, und es gibt bislang kaum Studien zu diesem Thema. Im Rahmen meiner Möglichkeiten forsche ich weiter daran und werde, sobald genügend neue Erkenntnisse vorliegen, weiteres Wissen veröffentlichen.

Wenn du deine **Erfahrungen** dazu teilen möchtest, kannst du mir diese gerne per E-Mail an **erfahrungen@loewenohr.de** zukommen lassen. Besonders spannend sind in diesem Zusammenhang Informationen zu Symptomen oder Krankheitsbildern, die du mit Phytoinhalation behandelt hast, sowie deine Erfahrungen damit. Bitte unterscheide dabei zwischen kurzfristigen Effekten (z. B. Veränderungen nach einem Tag oder einer Woche) und den langfristigen Auswirkungen (nach mehreren Monaten).

Ich bitte um Verständnis, wenn ich nicht sofort auf Nachrichten antworte – sondern so, wie es mir meine zeitlichen Möglichkeiten erlauben.

Die Einsendungen werde ich im Laufe der Zeit bündeln, auswerten und zu einem umfassenden Erfahrungsschatz zusammenführen. Mit deinen Erfahrungen kannst du dazu beitragen, dieses Forschungsfeld weiter auszubauen.

Für **Rückmeldungen** zum Buch bin ich ebenfalls dankbar. Solltest du inhaltliche oder orthografische Fehler finden, lass es mich bitte wissen – möglichst konkret. Ich werde sie in einer zukünftigen Auflage berücksichtigen. Obwohl ich die Inhalte sorgfältig erarbeitet habe, können sich dennoch Fehler einschleichen. Für entsprechende Hinweise danke ich dir im Voraus.

Auf meinem **YouTube-Kanal** https://www.youtube.com/@loewenohr findest du zahlreiche Videos:

- zu den Grundlagen des Heilpflanzenverdampfens,
- mit Pflanzenporträts (inklusive Tipps zum Anbau und der Ernte),
- über Heilpflanzen-Mischungen,
- sowie einige Videos über mich.

Es würde mich sehr unterstützen, wenn du den Kanal abonnierst, die Videos likest und kommentierst. Dadurch wird der Kanal bekannter. Aktuell ist es aufgrund gesetzlicher Einschränkungen (wie dem Drogenschutzgesetz) schwierig, ihn monetär zu bewerben.

Auf meiner **Webseite www.PflanzenAboTheke.de** kannst du Kräuter, Mischungen, meine Heilpflanzenübersicht (in Kurzfassung) und weitere Produkte rund um das Thema Vaporisieren erwerben.

Vielen Dank für deine Unterstützung!

Herzlichst,

Mirjam

LITERATURVERZEICHNIS

Bühring, U. (2021). *Lehrbuch Heilpflanzenkunde.* Stuttgart: Karl F. Haug Verlag.

Coffeeshop Relax. (06. 11 2024). *Coffeeshop Relax.* Von https://www.coffeeshop-relax.nl abgerufen

Dahlke, R. (2023). *Krankheit als Symbol.* Pößneck: C. Bertelsmann.

Dr. Flemmer, A. (2022). *Die faszinierende Welt der Horme.* Berlin: Goldegg.

Fuchs, F., Moscher, R., Schope, P., Schuldes, B.-M., Köhler, O., & Remann, M. (2001). *Phyto-Inhalation, Heilkräuter und Vaporizer.* (F. Fuchs, Hrsg.) Löhrbach: Der Grüne Zweig 218.

Martel, J. (2016). *Mein Körper, Barometer der Seele.* Kirchzarten bei Freiburg: VAK Verlags GmbH.

Prentner, A. (2005). *Bewusstseinsveränderte Pflanzen von A - Z.* Wien: Springer-Verlag New York.

Vögtli, D. A. (12. 10 2024). *PharmaWiki, Mediakamente und Gesundheit.* Von www.PharmaWiki.ch abgerufen

Werner, M., & von Braunschweig, R. (2016). *Praxis Aromatherapie.* Stuttgart: Georg Thieme Verlag KG.